河南邵氏

针灸流派临床经验

全图解

国家中医药管理局厘定

河南邵氏

针灸流派临床经验全图解

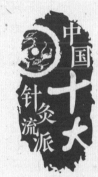

中国十大针灸流派

主编　邵素菊

副主编　张君　王培育　任重

编委　（按姓氏笔画排序）

郑洁　张应虎　李鸿章　王民集
温婧　张聪聪　何竹青　权春分
　　　邵伯雍　张堃　华金双

人民卫生出版社

图书在版编目（CIP）数据

河南邵氏针灸流派临床经验全图解 / 邵素菊主编. —北京：人民卫生出版社，2018

ISBN 978-7-117-25821-0

Ⅰ．①河… Ⅱ．①邵… Ⅲ．①针灸疗法－图解 Ⅳ．①R245-64

中国版本图书馆 CIP 数据核字（2018）第 040215 号

| 人卫智网 | www.ipmph.com | 医学教育、学术、考试、健康，购书智慧智能综合服务平台 |
| 人卫官网 | www.pmph.com | 人卫官方资讯发布平台 |

河南邵氏针灸流派临床经验全图解

主　　编：邵素菊
出版发行：人民卫生出版社（中继线 010-59780011）
地　　址：北京市朝阳区潘家园南里 19 号
邮　　编：100021
E - mail：pmph @ pmph.com
购书热线：010-59787592　010-59787584　010-65264830
印　　刷：北京盛通印刷股份有限公司
经　　销：新华书店
开　　本：710×1000　1/16　印张：17
字　　数：183 千字
版　　次：2018 年 3 月第 1 版　2018 年 3 月第 1 版第 1 次印刷
标准书号：ISBN 978-7-117-25821-0/R·25822
定　　价：90.00 元

序

　　针灸流派，是针灸实践发展与理论创新的土壤，也是针灸学术传承的阵地，人才培养的摇篮。我国五千年针灸发展史，也可谓是针灸流派不断出现又不断融合，进而推动针灸理论日臻完善、实践不断发展的历史。《素问·异法方宜论》云："北方者，天地所闭藏之域也。其地高陵居，风寒冰冽，其民乐野处而乳食，脏寒生满病，其治宜灸焫。故灸焫者，亦从北方来。南方者，天地所长养，阳之所盛处也。其地下，水土弱，雾露之所聚也。其民嗜酸而食胕，故其民皆致理而赤色，其病挛痹，其治宜微针。故九针者，亦从南方来。"可见，针灸本身即是南方针术与北方灸术两种流派的融合。

　　中医理论奠基之作《黄帝内经》，古今学者公认"殆非一时之言，其所撰述，亦非一人之手"，它的成书前后历经二三百年，汇集了众多医家的不同学术思想。如关于经脉气血循环，除我们所熟知的十二经首尾衔接循环理论外，还有阴阳表里循环、经水云雨循环、阴出阳入循环等理论。其他如经络、藏象、病机、诊法、治则，甚至阴阳、五行、藏府等中医筑基理论，也皆有不尽相同的理论表述。因此，《黄帝内经》可视为不同中医流派学术思想的荟萃。

秦汉以降，针灸流派层出。如南朝徐熙针灸世家相传七世，江西席氏针灸自南宋至明代传承十二世，凌云针派自明代传至清末光绪年间历十三世而不辍，以及东垣针法、南丰李氏、四明高氏补泻等针灸流派，尽皆载诸史册。魏稼、高希言教授以针灸学术发展脉络为纲，将秦汉以来针灸学术划分为经学派、穴法派、手法派等十八个流派，编著《针灸流派概论》，成为全国针灸专业研究生选用教材。

近百余年来，面对西方医学的挤迫，广大针灸业者发遑古义，融汇新知，躬耕实践，推陈出新，发掘、整理、创新了众多新的针灸流派，推动了针灸学术的繁荣与发展。刘炜宏研究员通过文献检索，结合诸家临床所长，将我国针灸临床流派分为针法派、灸法派、刺络放血派、拔罐派、刮痧派等，其中针法派又可分为手法派、经穴派、特殊针具派、特殊治疗部位派、针药结合派等。上述每个流派，又可再有进一步的细分以及不同的代表性医家。当代针灸流派之繁荣，可见一斑。

为充分体现中医药发展以继承为基础，探索建立中医流派学术传承、临床应用、推广转化的新模式，2012 年国家中医药管理局公布了第一批 64 个全国中医流派传承工作室，澄江针灸学派、长白山通经调脏手法流派、辽宁彭氏眼针学术流派、管氏特殊针法学术流派、甘肃郑氏针法学术流派、广西黄氏壮医针灸流派、河南邵氏针灸流派、湖湘五经配伍针推流派、靳三针疗法流派、四川李氏杵针流派等针灸流派位列其中。同时，为推动针灸流派的研究与传承，2013 年，中国针灸学会批准成立针灸流派研究与传承专业委员会。遵循学术愈研而愈精的理念，上述针灸流派传承工作室在专业委员会的平台上，就流派研究内容、传承方式、推广途径等，彼此交流，相互切磋，共同探索，不仅保证了流派传承工作室的建设质量，而且通过共同举办继续教育学习班、交叉带徒等流派传承推广方式的创新，有效扩大了各流派的影响和相互间的融汇。

感谢人民卫生出版社对针灸流派研究工作的重视。在齐立洁老师的积极组织下，10 家全国第一批针灸流派传承工作室鼓桴相应，使这套具有时代气息的针灸流派系列丛书顺利面世。其内容，包含了上述针灸流派的历史源流、学术思想、临证精粹，展示了 10 家传承工作室近年来在流派资料整理、挖掘与研究中的最新成果；其形式，采用了二维码信息技术，既可收藏，也可利用手机等终端进行扫描，随身便携，随时学习与领悟，相信读者能够从中多有受益。

是为序。

中国针灸学会流派研究与传承专业委员会主任委员

夏有兵

2017 年 5 月

中国十大针灸流派

河南邵氏

针灸流派临床经验

全图解

前　言

　　泱泱中华，厚载中原，岐黄医术，精深璀璨。河南作为中华民族和华夏文明的重要发祥地，其优越的地理位置和深厚的文化底蕴，孕育出无数风流人物，灿若群星，河南邵氏针灸流派创始人邵经明教授即为其中一员。

　　邵老幼读私塾，束发之年拜清末举人、当地名医郭玉璜为师，20世纪30年代即开设"鹤龄堂"悬壶应诊，救助乡里，声名鹊起，其精湛的医技和乐善好施的善举一直被百姓所称颂。后续拜近代针灸大家承淡安先生为师，深得承师经验之真谛，学术之真传。邵老一生为河南中医药事业，尤其是针灸事业的发展做出了巨大贡献，以深厚的学术造诣，丰富的临床经验，兢兢业业、恪尽职守的工作态度，培养出一批批针灸精英，遍布海内外。

　　河南邵氏针灸流派凭借其特色优势突出、临床疗效显著、学术影响深远、传承梯队完备、辐射功能强大等优势，于2012年获批国家中医药管理局首批全国中医学术流派传承工作室——河南邵氏针灸流派传承工作室。通过全面挖掘、整理、总结本流派的学术思想、临床经验、特色技术，在推广应用、流派人才培养等方面取得了一定成果。

河南邵氏针灸流派学术思想的形成与发展，源于中医经典，秉承了澄江承氏学术思想，立足于临床实践，勇于开拓创新。历经了清代末期、民国、中华人民共和国三个时期。其特色在于诊治疾病注重中西合璧，病证合参；取穴少而精，擅用背俞穴，创"邵氏五针法"治疗哮喘，疗效显著，独具特色；临证将针刺手法与运气结合，创"努针运气热感法"治疗冷风顽痹，每收速效；三棱针、火针应用多有发挥；用药方小量少，效专力宏。

为进一步传承河南邵氏针灸流派的学术思想，推广临证经验，弘扬河南邵氏针灸流派特色，培养新一代的中医药人才，河南邵氏针灸流派传承工作室特编写此书，并拍摄了部分病种的治疗操作视频，为推动学术流派的多样化、多层次发展贡献微薄之力。本书分为三章，第一章为流派概览，第二章为流派诊疗特色与技术，第三章为典型验案，囊括内、外、妇、儿及五官科等二十余种病证。河南邵氏针灸流派学术思想博大精深，诊疗手段丰富，治疗病种广泛，作为传承人对其完全理解和充分掌握尚待时日，书籍在编写过程中难免疏漏，但望同道能给予斧正和提出宝贵意见，帮助河南邵氏针灸流派传承发扬光大，造福更多患者！

谨以此书告慰并致敬已故的邵经明先生！

编者

2017 年 10 月

目 录

第一章　流派概览

第二章　河南邵氏针灸流派诊疗特色与技术

第三章　典型验案

附：视频目录

河南邵氏

针灸流派临床经验

全图解

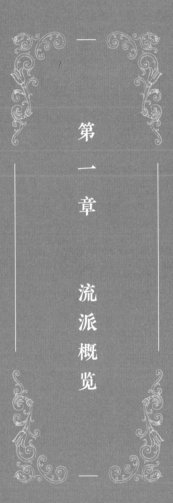

第一章　流派概览

❖ 第一节　河南邵氏针灸流派的创立背景

唐代魏征《谏太宗十思疏》云："求木之长者，必固其根本；欲流之远者，必浚其泉源。"任何新生事物的形成，都深刻反映着所处时期、地域的特征，河南邵氏针灸流派的创立同样有着所处时代、所在地域等大环境的烙印。

一、地域背景

我国幅员辽阔，南北跨度较大，各地区气候差异较大。早在《黄帝内经》中即有根据不同地域、不同体质选用不同治疗方法的记载，如《素问·异法方宜论》："黄帝问曰：医之治病也，一病而治各不同，皆愈何也？岐伯对曰：地势使然也。故东方之域……其治宜砭石……中央者……其治宜导引按跷……"各地医家根据当地气候、人群体质辨证施治，故形成了诸多以地域命名的地域性医学流派，如孟河、吴中、新安、钱塘、岭南、湖湘等。

古代中国分为九州，河南因踞九州之中，故称中州；又因其境内平原广阔，故又称中原。在中华文明五千年的历史进程中，有三千多年我国的政治、经济、文化中心在河南，先后有20多个朝代在这里建都；中原大地是中华文明的重要发源地，光辉灿烂的中原古代文明对中医药文化有着深远影响。从伏羲制九针、神农尝百草开始，历代王朝的统治者无不重视发展中医药，众多入主中原的王朝对医药的重视，不同程度地促进了中原医药的发展。

河南大地是中药资源的宝库，又因其独特的地理位置，使其成为中药流通的重要集散地。据统计，河南省道地药材种数居全国第2位，品种众多，道地药材丰富，这是河南中药材的优势特点。且河南大地处于华夏版图之中央，交通便利，八方通衢，历史上包括中药在内的各种商品在这里汇集、流通，有禹州和百泉两个在中药史上具有重要位置的药材市场。

鲜明的文化特色和独特的地域优势使河南大地名医辈出，成就辉煌，出现了张仲景、张从正、甄权、滑寿、王怀隐、杨栗山等诸多历代名医。不仅中医药学名家辈出，而且据有关学者考证，作为针灸器具的前身，最早出现的砭石与后来出现的针灸器具均创立于中原，针灸的图谱和针灸铜人的创制也在中原，中原医家编写了大量的针灸著作，这些成就都为针灸学术的发展起到了重要的作用。寻根溯源，不难看出河南邵氏针灸流派的创立与厚重质朴的中原文化、得天独厚的地域优势息息相关。

二、时代背景

学术流派的形成与发展不仅与人们对疾病的认知方式、了解程度、知识背景等有密切关系，同时还受到时代变迁等客观因素的影响。如东汉时期张仲景所处的"白骨露于野，千里无鸡鸣"的战乱和伤寒病流行的时代，无形中促使了医圣的成就；又如李东垣的脾胃学说诞生于南宋北金对峙、战争频繁、人民长期处于饥饱失常状态的时期；温病学说诞生于明末清初城市人口快速发展和瘟疫大流行时期。

五四运动以来，民主、科学思潮席卷中华大地，进步人士纷纷要求传播科学，中医学置于中西文化碰撞、交流的背景之下，使中医的发展变得举步维艰，步入命运多舛、困境重重的境地。

作为中医学的重要组成部分，针灸的发展自是不能独善其身，自清代道光帝下令太医院永远关闭针灸科时起，针灸发展便步入日渐式微之态。一方面是针灸医疗受众群体的缩小，另一方面是针灸从业人员专业素养的不足。到了民国早期，"鄂浙闽粤，民间几不知有是术，云贵边陲的医者，知此名称的更不多觏"。然一代针学巨擘承淡安先生以发扬绝学为己任，不遗余力地光复针灸事业，创建第一所针灸学社，创办第一本专业针灸刊物，主办近代第一所针灸专科医院，改进针灸器具，培养针灸人才，极大推动了正处于最低谷的中国针灸事业的发展。

正值承氏广传薪火，挽既倒针灸事业于狂澜之时，一代针灸名家、河南邵氏针灸流派创始人邵经明教授在跟随第一位授业恩师——弃仕从医的清末举人、当地名医郭玉璜学习期满后，受郭老推荐，于 1935 年加入承淡安创立的中国针灸学研究社，走上了研习中医针灸之路。

❖ 第二节　河南邵氏针灸流派的传承脉络

河南邵氏针灸流派从创立至今，其人才培养模式是我国中医

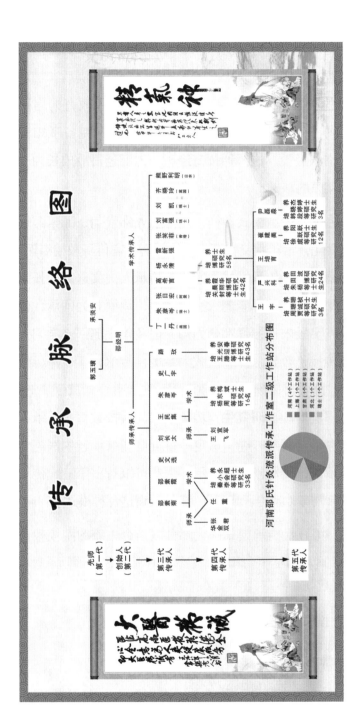

河南邵氏针灸流派传承脉络图

教育模式转变的一个缩影。流派创始人邵经明教授少时拜清末举人、当地名医郭玉璜门下，由此步入中医之门，师满后参加承淡安先生创办的中国针灸学研究社，既经历了师承教育的言传身教、口授心传，又受到了早期院校教育的培养，完备了知识体系，丰富了临床经验。这两种教育经历，为邵老日后成长为一代名医奠定了深厚的基础。

第三代传承人传承模式多样，如传承人邵素菊、邵素霞是邵经明教授的女儿，常年跟父临证、侍诊学习，言传身教精湛医术、潜移默化仁德家风，传承模式为家传；传承人史文选、刘长太是中华人民共和国成立前邵老的入室弟子，传承模式为师承；传承人路玫、史广宇虽未直接拜邵老为师，但多年跟随邵老学习，受到邵老亲自传授、教导，传承模式为亲炙；传承人丁一丹、朱彦岑、张日宏、高希言、杨永清、雷新强、张笑菲、刘富强、刘凯、齐晓玲等是邵老的硕士研究生，传承模式为院校教育；传承人王民集、朱彦岑是"两部一局"认定的首批全国继承老中医药专家学术经验继承人，传承模式为师承。由此可以看出第三代传承模式包括了师承教育（家传、亲炙）、院校教育这几种模式。

第四代、第五代传承模式则大部分以当今主流的院校教育为主，并依托院内师带徒平台和流派二级工作站平台开展师承教育。

一、河南邵氏针灸流派先师简介

（一）先师郭玉璜

郭玉璜（生卒不详），字渭亭，清末举人，曾在北京任内阁中书，自学中医成才，西华县名中医，邵老启蒙恩师之一。郭玉璜之侄郭震山所写的自述中记载："我父祖辈都是清朝科第中人……三世俱有功名……四叔、六叔都中秀才，五叔（郭玉璜）中举人，在北京任内阁中书，自习中医，用药温补，济世活人，为县内名医。"由此可见，郭玉璜出身书香门第，不但工于诗文，学识渊博，举人登科，而且自学中医，济世救人，誉满县内。郭玉璜之侄孙郭国胜回忆："听我父亲说五爷郭玉璜字写得特别好，他所开的处方，当时人们拿来当字帖用，有人为了求字专门前来找郭老看病。"那时由于郭老没有儿子，对聪明好学的徒弟邵经明非常喜欢，视如己出。当时凡是需要出诊的诊务都由邵老代劳，由于邵老在学徒期间勤奋好学，郭老病重去世前曾特意交代："把我所有的与医药有关的东西都送给经明。"河南邵氏针灸流派传承工作室成员经过走访溯源了解到邵老1941年在西华县西大街路南独立开设的"鹤龄堂"所用房子也是恩师郭玉璜的，足见师徒二人感情甚笃，郭老对弟子邵经明关爱备至，寄予厚望。

关于郭玉璜的记载因历史原因未能保存下来，仅在《西华县志》邵经明简介中记载："师从名医郭玉璜"，惜哉！

（二）先师承淡安

承淡安（1899－1957），江苏江阴人，出生于医学世家，少时随父亲学医，17岁时师从同乡名医。1920年参加上海中西医函授学习，1925年悬壶应诊，小有名气。1929年在苏州望亭创办中国针灸学研究社，该社为中国最早的针灸教育函授机构。1933年创办了中国历史上最早的针灸专业刊物《针灸杂志》。

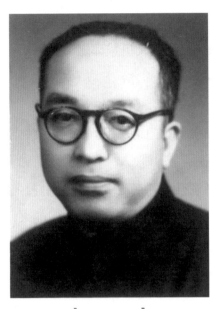

| 先师承淡安 |

1934年秋赴日本考察该国针灸现状和办学情况，从中发现了《铜人经穴图考》和我国早已失散的元代滑伯仁的名著《十四经发挥》，使这部古典珍籍失而复得。他还被东京针灸高等学校赠予"针灸专攻士"学衔，是近现代国际针灸学术交流的第一位中国学者。1935年回国后，将原来的中国针灸学研究社扩建为中国针灸学讲习所。1937年2月讲习所更名为中国针灸医学专门学校，先后培养学员3000多人。抗战爆发后，他坚持行医、授课，分别在湖南桃源、四川成都、德阳开设培训班、讲习所讲授针灸。中华人民共和国成立后，承淡安于1954年被江苏省人民政府聘请为江苏省中医进修学校（南京中医药大学前身）校长，后任中华医学会副会长，1955年当选为中国科学院学部委员。从此他更加奋发有为、力疾从公，为中国针灸走向世界倾注了全部心血，被誉为中国针灸一代宗师、中国针灸第一人。

承淡安长期从事针灸理论和临床研究，治学严谨，博采众长，精心总结自己毕生经验，著书立说甚丰。他撰写各类专业论文数十篇，著有《中国针灸治疗学》《中国针灸学》《中国针灸学研究》等15部专著，并将日本人编著的《针灸真髓》《经络治疗讲话》《经络之研究》等5部书进行翻译，编修针灸经络图多册，共200余万字。承淡安抓住培养针灸人才这一根本，振兴针灸绝学，使这门学科成为中国最先敲开世界医学殿堂的国宝。他培养面授学生数千人、函授学员逾万人，学生遍及全国各地及东南亚国家。在国内，承淡安的同事和弟子多为中华人民共和国成立后针灸学术界的著名学者和专家。以承淡安及其传人为代表的中国近代针灸澄江学派，在海内外建立了不可磨灭的业绩。

二、河南邵氏针灸流派创始人邵经明教授简介

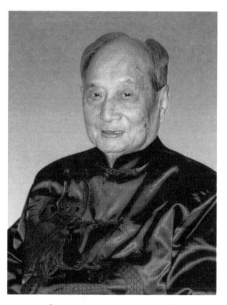

邵经明教授99岁寿辰

邵经明（1911—2012），字心朗，号常乐老人，河南西华县人，教授、主任医师，全国著名针灸学家。邵经明教授从医

80余载，20世纪30年代起，即在西华、周口等地开设"鹤龄堂"，悬壶应诊，救治乡邻，1952年加入周口镇联合诊所，1954年进入周口人民医院工作，任内科、针灸科医师，被选为原周口政协委员及人大代表。邵经明教授从教50余秋，1958年邵经明教授被选调至刚成立的河南中医学院任教，历任针灸教研室副主任、主任，针灸系名誉主任。邵经明教授曾任中国针灸学会第一届委员会委员，全国高等医药院校针灸专业教材编审委员会委员，中国针灸专家讲师团顾问，张仲景研究会常务理事，河南省针灸学会第一届主任委员、第二届名誉会长，黄河中医药研究会理事，享受国务院特殊津贴，是全国中医首批硕士研究生导师，首批全国继承老中医药专家学术经验指导老师，河南省针灸事业的奠基人，河南省中医事业终身成就奖获得者。

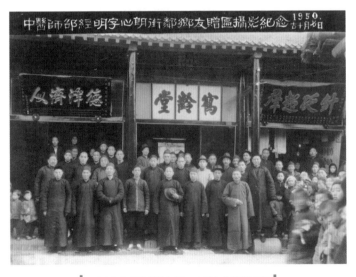

1950年邵经明在周口开设"鹤龄堂"

（一）少学有成，融贯古今

邵经明教授幼读私塾，寒窗八载，诵读经史。迫于生计于束发之年赴西华县东夏镇人和堂当学徒，其间精熟于中药炮制、膏丹丸散之剂制作之法，熟读背诵中医启蒙四小经典《雷公药性赋》《汤头歌诀》《医学三字经》和《濒湖脉学》等书籍。东家见其天赋异禀，勤奋好学，遂荐举于当地名医清末举人郭玉璜门下，拜师后开始正式系统学习中医理论和临床。他日间随师应诊，夜间废寝苦读，勤学善思。暑来寒往，将中医四大经典及历代医家著述悉数掌握，尤对《伤寒论》《医宗金鉴》及杂病歌诀等医学著作了然于胸，为邵老日后临床诊治疑难病症针药并用、屡起沉疴打下了坚实基础。他师承期满之后，经郭师举荐，续拜于针学巨擘承淡安门下研习针灸，在老师的指导下，从临床摸索和探讨阴阳、五行、营卫、气血，以及解剖学上难以理解和认识的经络，很快掌握了针灸治病机理，并将古医书晦涩之奥义细加考证，使之与科学之理相通，便于人们理解和掌握。承淡安出身中医世家，又精通西医诊疗，邵老师承期间，深得承淡安中西汇通之真传，这对日后邵老诊治疾病强调中西并重产生了巨大的影响。

邵老精于针术，工于汤药，临床讲究方精穴简、理明证清、效专力宏，重视中西合璧，四诊同参，针药并用，内外兼治。加之他勤耕不辍，谦虚好学，博古采今，使得他在诊治疾病中师古而不泥，治法独树一帜。他在行医过程中积累了大量的诊治资料，闲暇之余反复研究，总结出许多行之有效的临证经验。尤其研创的"邵氏五针法"治疗哮喘更是独具匠心，疗效非凡。

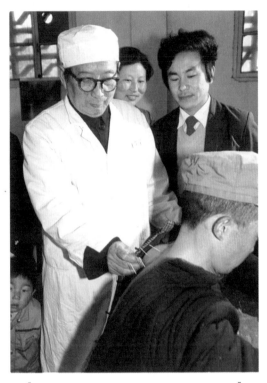

1983 年邵老用"邵氏五针法"治疗哮喘

（二）授业解惑，笔耕不辍

三尺讲台耕不尽满腔热血，寸余矶案书不完凌云壮志。邵经明教授为弘扬祖国医学，培养中医人才，呕心沥血。他重视基本功的练习，信守"学习之道，贵在有恒；知识获得，贵在积累"的教学原则，强调笔记和背诵的重要性。他讲课条理清晰，主次分明，引经据典，深入浅出；声音洪亮深厚，语言风趣幽默，妙语连珠，入情入景；板书干净工整，笔姿雄伟，铁划银钩，苍劲有力。他的学生曾这样评价他的讲课："听邵老讲课如同享受一门艺术，真正的如沐春风，每一节课都印象深刻，令人回味。"

对于师从他的门生，无论是初入医学之门的学生，还是有丰富经验的业内人士，他都毫不保留地传授和分享自己的临床经验，让每一位求学者都能有所收获，满意而归。从教 50 余秋培养了无数中医栋梁之才，当中许多已成为当代中医发展的中流砥柱，或为国内针灸界领军人物，或为各大医学院校业务骨干，或为国际中医文化传播的使者。对远道而来的贫困学员，他甚至免费提供吃住，如一位素不相识的赤脚医生读了他发表的文章后，给他写信求教，邵老很快给予答复，之后这名赤脚医生不顾路途遥远，多次登门拜访请教，邵老念其家境贫困、求学心切，像自家人一样管吃管住，由于邵老的悉心指导，加上自己的努力，这位赤脚医生成为本县的科技拔尖人才，破格进入县医院工作并晋升为副主任医师。

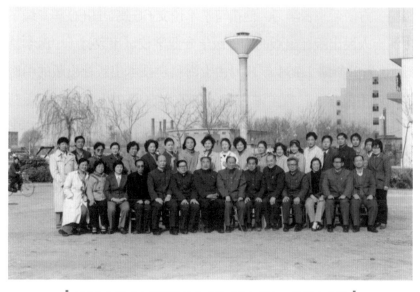

| 1988 年河南中医学院针灸系建系之初教职工校园内合影 |

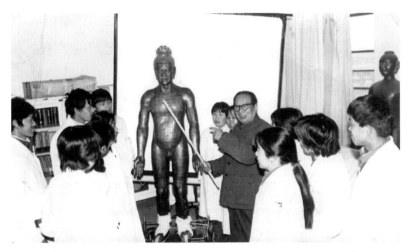

| 1984 年邵老为河南中医学院针灸系首届学生讲授经络腧穴 |

　　邵老在繁忙的教学、临床工作之外，利用业余时间，挑灯攻读，精心著述，并将自己的行医笔记进行分析和归纳，总结临床经验，方便后来者学习。他撰写学术论文 66 篇；1960 年参编了由河南人民出版社出版的中等医学专业学校试用教材《中医学基础》，先后参编 1964 年 8 月由上海科学技术出版社出版的中医学院试用教材《针灸学讲义》、1975 年 7 月由上海人民出版社出版的中医学院试用教材《针灸学》及 1987 年 12 月上海科学技术出版社出版的高等医药院校试用教材《各家针灸学说》；代表性著作有《针灸简要》《针灸锦囊》《针灸防治哮喘》《中医知要》等；担任《中国针灸大全》副主编；参加了《当代中国针灸临证精要》《中国针灸治疗学》《针灸临证指南》《现代针灸医案》《当代中国针灸名家医案》《名医名方录》等书的撰写。

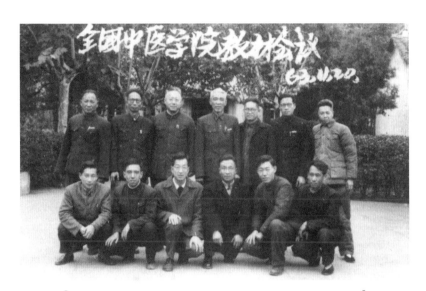

1963 年全国中医学院教材会议《针灸学》编写组全体成员

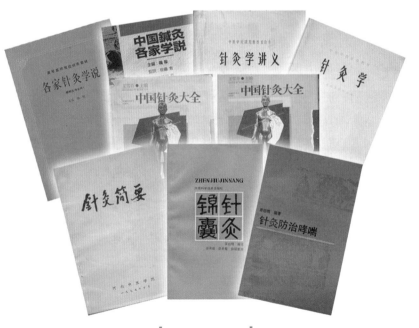

邵经明教授论著

（三）仁慈济世，苍生大医

邵经明教授不仅医术精湛，其高尚的医德更为后学所敬仰。《大医精诚》中"凡大医治病，必当安神定志，无欲无求，先发大慈恻隐之心，誓愿普救含灵之苦"这句话不仅是邵老一生所笃信的座右铭，更是用一生的坚守与行动诠释着大医精诚的内涵。1942 年中原地区大旱又遇蝗灾，饿殍遍野、十室九空，其惨状不堪以睹，刚过而立之年的邵经明教授用自己辛苦积攒的钱买麦子、豆饼，拉回老家分给乡亲以度灾厄，至今乡亲们提起此事仍赞不绝口，认为如果没有邵老当年鼎力相助，就没有今天的大家，甚至没有今天这个村庄。中华人民共和国成立后他来到了省城，人虽在中医的最高学府，但心里却从未忘记缺医少药的家乡和像家乡一样贫穷的乡村，他常常带领学生为贫困山区送医送药，并把相关医学知识传授给当地人民，使他们增强防病意识，免受疾病之苦。

少时的经历和多年的行医使邵经明教授阅尽人间疾苦，对很多贫困百

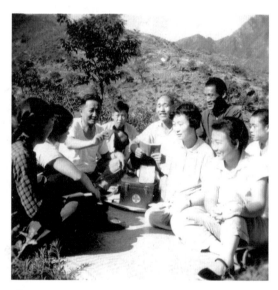

1970 年夏邵经明教授到河南济源县克井乡送医送药，并给赤脚医生授课

姓因无钱医病，被疾病折磨的痛苦感同身受，因此他为自己及门下弟子确立了"三个一样"原则，即干群一样、工农一样、亲疏一样，无论贫富贵贱，一视同仁。做人行医，谦虚谨慎，解疑答问，竭尽所能，不敢有半点敷衍搪塞。从医80余载，他奔走乡间街巷，风吹日晒，为群众送医送药，诊治时视病人如亲人般体贴入微，年过鲐背，他不顾自己腿脚不便，仍坚持每天坐诊，上班从不误点，绝不让病人多等半分钟。遇到穷困病人，不但不收诊疗费，还亲自买药给患者。有的病人不便来医院就诊，他不顾高龄拖着年迈之躯挤公交车到家为病人治疗。

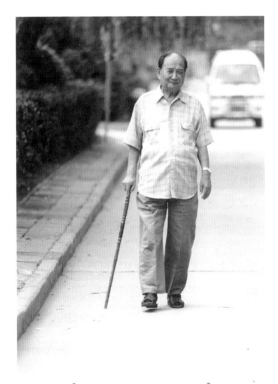

┃邵经明教授在上班的路上┃

他经常告诫他的学生："作为一名医生，要急病人之所急，痛病人之所痛，视病人如亲人，老者如父母，同年如兄妹，儿童如子女，同情他们，关怀他们。"对于病人的关怀，他不仅言传，而且时刻注意身教，对那些因经济困难而无钱就医的患者，邵老总是想尽一切办法接济。曾有一位农民带着患小儿麻痹后遗症的孩子来郑州求医，他一边收废品，一边为孩子治病，基本生活难以维持。邵老得知后，为他们免去了所有的治疗费用，并提供生活上的帮助，直至患儿的病情明显改善。正是这些点点滴滴看似平常却不平凡的经历，铸就了邵经明教授苍生大医的形象！尽管如此，邵经明教授对名利却看得十分平淡，"无求无欲无失望，来去随缘少徒劳"，最能贴切地反映出邵老对于名利的态度。德高望重的老教授，在自己的事业上做出辉煌业绩，拥有无数患者的爱戴，受到同行和学生的敬仰，做人却如此低调，生活十分节俭。一套中山装一双布鞋是邵老的衣着，一块红烧肉一碟青菜是邵老的饮食，一把旧藤椅一张方桌是邵老备课著书的场所，还有旧木床、旧木箱、旧书柜、旧电视，就是这种简洁质朴，却让邵老充满了大医的气与神。

邵老不仅对病人慈悲为怀，待所有需要帮助的人亦是关爱有加。他曾为黄河中医药研究会捐款1000元，却从未声张；1989年他一次性缴纳党费1000元，得到中央组织部表彰；1999年他毫不犹豫地将自己多年积攒的10万元，全部捐给了河南中医学院（河南中医药大学前身），用于奖励优秀教师和品学兼优的大学生。学院感激邵老之义举，专门设立了"邵经明教育奖励基金会"。2008 年汶川大地震，年至期颐的邵老又缴纳特殊党费 1000 元，以表达对灾区人民的深切同情。平时周围同事、学生、病人等，谁有了困难他都会给予接济。他的学生在上海读书期间，邵老听说其生活艰辛，遂托人带去棉衣和现金，令学生感佩至今。他的学生上海中医药大学博士生导师杨永清教授曾说："邵老不仅引导我走上学术道路，更身体力行地教导我如何做人，邵老对我的教育已永远融入我的思想和灵魂，我将把邵老的这种高尚情操保留下来，并将其代代相传。"北京中医药大学博士生导师魏玉龙教授提及邵老感慨地说："邵老的德、行为我们诠释了大医精诚，他的精神已深透到我的心里，做医生、做教师都要有邵老这样博大的胸怀，济世活人。"邵老远在瑞士的高徒朱彦岑教授在给他的信中这样写道："正是您的呕心沥血、言传身教，才使弟子从一个无知学子，成长为现在学有所长的有用人才，正是您关心体贴病人的高尚医德和爱党爱国爱校的宽阔胸怀及无私胸襟，才使弟子悟到了为医、处世、做人的真谛，正是您数十年如一日的勤奋好学的精神和努力实践的务实作风，才激励着弟子在任何厄运和困难面前勇往直前，永不退缩……无论弟子今后身在何方，都会永远牢记恩师的谆谆教诲，都会时时刻刻以恩师为榜样，像您那样，去学习，去工作，去生活，去待人。"

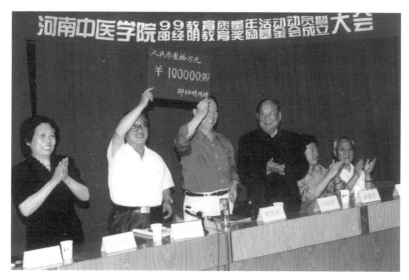

1999年邵经明教授将平日节俭积攒的十万元积蓄捐献给河南中医学院，并成立了邵经明教学奖励基金会

（四）豁然通达，颐养天年

邵老一生酷爱读书，不仅对医学书籍爱不释手，而且经常涉猎其他学科，既当作一种休息，又能拓宽视野，他常说："活到老，学到老，在当今这个知识日新月异的时代，特别是作为医务人员更应该时时更新、扩充知识，增强自己的专业技能，提高技术水平。"书法也是邵老的一大爱好，历经多年习练，他的字如行云流水，苍劲有力。除了读书、习字，邵老还喜欢养花，他说万物皆有生命，是上天赐予我们这个世界的生灵，能和自己结缘皆应悉心照应，不可因己之私心而有所懈怠。所以走进他的院子及房间，到处可以看到盆景花卉，绿意浓浓，生机盎然。期颐之

年的邵老，性格开朗，身体依然硬朗，这与他积极乐观的人生态度有着直接关系。他日常生活朴实无华，谦逊和善，常教导子女"己愈予人己愈有，己愈教人己愈多"，把"与人为先"作为自己的做人的原则，万事皆能保持心境平和。"脑子要用，手脚要动，宽厚待人，淡泊名利。"这就是一位谦逊和蔼的老人以特有的风格，道出了自己的养生之道。

全国医古文资深名师、《中医药文化》杂志编委会副主任、中华中医药学会医古文研究会原主任委员，现名誉主任、河南省儒学促进会儒医文化研究会会长、河南中医药大学硕士生导师许敬生教授对邵老的评价："一根银针，一腔真情，一心一意育桃李；一支艾炷，一团火焰，一生一世济黎民。""心连广宇，厚德铸鹤体，为医为师丽天地；志存大道，博学养松形，亦儒亦仙昭日月。"

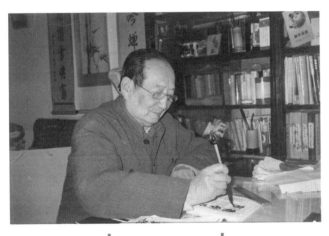

邵经明教授酷爱书法

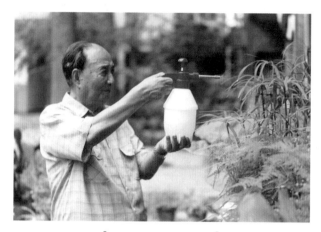

| 邵经明教授闲暇育花 |

三、河南邵氏针灸流派代表性传承人简介

只有通过徒属的继承、门人的传播，流派的学说和技艺才得以保存传播，稳定的传承体系是中医流派构成的要素之一，也是流派得以保持旺盛生命力的基础。创始人邵经明教授治学态度严谨，临床经验丰富，第三、四、五代传承人继承邵老医者仁心、治病救人的理念，弘扬邵老的学术思想，使邵老诸多宝贵学术经验得以传承和发扬。兹将其中学术成就较高、最具代表性的 7 位第三代代表性传承人简要介绍如下：

（一）邵素菊

邵素菊，教授，主任医师，博士生导师。邵经明教授之女，河南中医药大学学术委员会委员，首批全国中医学术流派传承工作室"河南邵氏针灸流派传承工作室"负责人，河南中医药大学邵经明学术思想研究所所长，中国针灸学会临床分会常务理事，中国针灸学会刺络与拔罐专业委员会常务理事，中国针灸学会学术流派研究与传承专业委员会理事，中国民族医药学会肺病分会常务理事，世界中医药学会联合会老年医学专业委员会老年呼吸疾病专家委员会常务委员，河南省针灸学会常务理事，河南省中西医结合学会呼吸病分会副主任委员，河南省针灸学会临床分会副主任委员，河南省针灸学会疼痛专业委员会副主任委员，河南省中医药学会络病专业委员会常务理事，河南省医学会医疗事故技术鉴定专家。

（二）高希言

高希言，教授，博士生导师。邵经明教授1985级硕士研究生，国家中医药管理局"十二五"中医药重点学科针灸学学科带头人，教育部特色专业建设点针灸推拿学负责人，中国针灸学会理事，中国针灸学会针灸文献专业委员会副主任委员，中国针灸学会刺络与拔罐专业委员会副主任委员，中国针灸学会标准化工作委员会委员，河南省学术技术带头人，河南省省级针灸教学团队负责人，河南省省级精品课程针灸学负责人，河南中医药大学针灸研究所所长、河南省针灸学会刺法灸法专业委员会主任委员，郑州市中医药学会针灸专业委员会主任委员，《中国针灸》杂志编委、《上海针灸杂志》编委，河南省优秀青年科技专家。

（三）杨永清

杨永清，教授，博士生导师。邵经明教授1985级硕士研究生，中国针灸学会理事，上海中医药大学副校长。上海市针灸经络研究所"针灸中药效应研究联合实验室"主任，分子生物学（针灸）三级实验室主任，中美"针灸药物靶标发现国际联合实验室"主任，中国针灸学会实验针灸分会第三届、第四届主任委员，上海市针灸学会实验针灸分会主任委员，上海中医药大学学术委员会、学位委员会委员。

（四）王民集

王民集，教授，主任医师，硕士生导师。1991年被确定为首批全国继承老中医药专家学术经验指导老师邵经明教授的学术经验继承人，1994年合格出师。河南中医药大学针灸基础研究所所长。全国名中医理事会中老年保健专业委员常务理事，中国医疗保健国际交流促进会、中老年保健专业委员会针灸专业副理事长，全国名医专家委员会首席专家，中国特效医术委员会中医针灸主任委员，中国疑难病研究协会专家技术委员、第二届客座教授，中华医学研究会理事会理事、资深首席专家、中医针灸学科主任委员，中国针灸学会耳穴诊治专业委员会常务理事，河南省针灸学会常务理事、河南省人民政府预备参事、原民盟河南中医学院主任委员等。

（五）朱彦岑

朱彦岑，原河南中医药大学针灸推拿学院副教授，副主任医师。邵经明教授1984级硕士研究生，1991年被确定为首批全国继承老中医药专家学术经验指导老师邵经明教授的学术经验继承人，1994年合格出师，并获得当年出师论文一等奖。1998年远渡瑞士，创办瑞士伯尔尼 Praxis Zhu & Hu GmbH 中医中心，现任 Praxis Zhu & Hu GmbH 中医中心院长。多年来数次在瑞士华人中医药学会、瑞士伯尔尼旅游及健康博览会等场合孜孜不倦地宣传、推广邵氏针灸，促进了河南邵氏针灸流派在海外的发展。

（六）邵素霞

邵素霞，主任医师，邵经明教授之女。首批全国中医学术流派传承工作室"河南邵氏针灸流派传承工作室"代表性传承人，曾任中国针灸学会临床分会灸法专业委员会副主任委员，中国针灸学会临床分会肥胖病专业委员会委员，先后多次被河南中医学院评为"优秀共产党员""文明教师""公民道德建设先进个人"，连年被河南中医药大学第三附属医院评为"患者满意的好医生"，被河南省卫生厅授予"健康中原好卫士"荣誉称号。

（七）路玫

路玫，教授，博士生导师，邵经明教授亲灸弟子。河南中医药大学国际教育学院院长，世界中医药学会联合会教育指导委员会理事，世界中医药学会联合会翻译专业委员会常务理事，世界针灸学会联合会大学协作工作委员会委员，中国针灸学会常务理事，中国针灸学会腧穴专业委员会副主任委员，中国针灸学会针灸教育专业委员会理事，河南省教育厅学术带头人，河南省针灸学会常务副会长，《中国针灸》杂志编委，国家自然科学基金项目评审专家，国家中医药管理局科研课题评审专家，中国针灸学会科研课题评审专家。

四、河南邵氏针灸流派的学术特色与传承

（一）学术特色

河南邵氏针灸流派以"崇尚经典，博采众长，继承创新"为主导，遵循"圣心仁术，救人为本"的宗旨；临床以"理、法、方、穴、术"为指导思想，倡导针灸治病为主，配合药物治疗，走中西汇通之路。河南邵氏针灸流派学术思想的形成与发展，源于中医经典，秉承了澄江承氏的学术思想，立足于临床实践，勇于开拓创新。简介如下。

1．中西合璧，病证合参

邵经明教授认为疾病多错综复杂，尤其是疑难杂症，或寒热夹杂，或虚实并见，或数经同病，或诸脏皆疾，常导致临床见症变化纷纷。邵老精于辨证，他认为辨证在临床中具有不可取代的重要地位。邵老强调临床诊断不可同一而论，更不可以偏概全，拘泥一家之谈。一旦误诊，轻则延误病情，重则危及生命，准确明晰的诊断是治疗疾病的前提。

邵老继承了承淡安先生中西汇通的学术思想，将其运用于日常工作中。为明确诊断，他强调应根据病情在辨证的同时借助科技手段，借鉴西医的诊断、鉴别诊断和相关检查，将辨证与辨病有机结合，综合分析，正确判断。如中医学的肺系病症包括西医学的多种病症，临床均有喘息、咳嗽、胸闷、咯痰、气短等表现。由于患者病情轻重不同，病程长短各异，临床表现错综复

杂，当用中医望闻问切难以明确诊断时，邵老常借助西医辅助检查手段进行相关检查，以明确诊断，有针对性地治疗。

2．取穴精当，巧施配穴

临床选穴处方是否恰当，直接影响治疗效果。邵老认为选穴配方应力争少而精，简而效，不可冗杂。恰当配伍，合理取穴，既要注意腧穴的协同增效作用，又要考虑腧穴的拮抗作用。盲目处方，不分主次，不仅影响临床疗效，甚至可使疾病加重。他临证取穴以经络学说为指导，以辨证施治为基础，依据病情，常取2～4穴，有时仅需一穴便可收到奇效。但因临床见证纷繁多变，尤其是疑难病症，常涉及多脏、多经，临床并不可过分拘泥，治疗时应依照病情而定，在选用主穴治疗的同时，对于兼症常选用配穴，主配结合以提高疗效。如邵老创立的"邵氏五针法"治疗哮喘，除取肺俞、大椎、风门为主穴治疗外，因引起哮喘之原因众多，临床表现各异，故常辨证配穴。如因外感诱发者配合谷；痰壅气逆者配天突、膻中；虚喘者配肾俞、关元、太溪等。再如"关元、三阴交为主"治疗妇科病，邵老强调女子以肝为先天，以血为本。疾病发生无外关乎气血，气病有气虚、气滞之别，血病有血虚、血寒、血瘀之分，治疗常以关元、三阴交为主穴，针对不同疾病的病机合理选用配穴。如痛经配太冲；闭经配血海；崩漏配隐白；带下病配带脉；阴痒配中极、曲泉等等。常常可获得满意疗效。

3．整体辨证，擅用背俞

邵老认为人是一个完整的有机整体，脏与脏之间，腑与腑之间，脏与腑之间，脏腑与组织器官之间，通过经络密切相联。当一脏或一腑有病时常会累及他脏或他腑，从而临床表现出错综复杂的证候。在辨证时不能只考虑局部，而忽略了整体，因为局部的病变可以是整体变化的原因，也可以是整体变化的结果，它既可以促成整体的变化，又可以是整体变化的继发性损害。因此临床中既要重视局部，又要注意整体，把人体、病情、症状等有机地结合，分清标本、轻重、缓急，抓住主要矛盾，有针对性地治疗。

　　针灸治疗疾病的特点是作用于腧穴和经络。针灸作用于腧穴后，不仅影响局部，还可以通过经络给机体以整体性的影响。邵老在整体辨证的基础上，擅用背俞穴，许多屡经药物治疗无效的病证，经他针灸治疗后常获良效。邵老认为背俞穴是脏腑之气输注于背腰部的特定穴，与脏腑关系极为密切，治疗脏腑病证具有其他穴位无法替代的效果。针灸背俞穴不仅能调整与之相关脏腑的功能，治疗脏腑病，而且还能治疗与该脏腑相联系的脏腑、组织、器官等疾病。如肺俞配合大椎、风门治疗哮喘，配曲池、血海治疗荨麻疹，配迎香、合谷治疗过敏性鼻炎；心俞配合神门、内关治疗失眠，配厥阴俞、足三里治疗心悸，配风池、百会治疗郁证。对背俞穴的操作邵老打破常规，勇于探索，治疗脏腑病时，一改前人沿用的斜刺法，采用 1 寸毫针直刺，视病人胖瘦刺入 0.5~0.8 寸；治疗脊髓病时又多采用斜刺之法，采用 1.5 寸针刺入 1.2 寸左右，经多年临床验证治疗疾病疗效显著。

4. 注重指力, 强调催气

邵老认为指力对于针刺操作至关重要, 从持针、进针到行针、补泻手法, 直至起针, 整个针刺操作过程, 无不与指力密切相关。作为针灸医生要想使一根针在自己手中运用自如, 做到进针不痛, 起针不觉, 得心应手, 必须在指力上下功夫, 做到"手如握虎"(《素问·宝命全形论》)。邵老在长期临床实践过程中, 探索出两种单手进针法, 即注射式进针法和指压捻入式进针法。这两种进针法具有操作简便、进针快速、省时无痛等优点, 不仅可以提高针刺效率, 且易促使针下得气。

邵老认为针刺得气是获得疗效的关键, 得气则效果好, 得气速则效亦速, 得气迟则效亦迟, 不得气则效果差, 甚或无效。因此针法宜首重得气, 凡针后不得气者, 要施行一定手法促使经气速至。邵老临证总结出进退法、捻捣法、探寻法、颤指法、搓针法5种催气手法, 以促使得气, 提高疗效。

5. 治神行气, 令志在针

治神包括在针灸施治前注重调治患者的精神状态, 针灸操作过程中医者专一其神、意守神气, 患者神情安定、意守感传。如《素问·宝命全形论》说:"凡刺之真, 必先治神"。通过针刺以增强身体的抗病能力, 纠正体内组织和内脏的病理状态, 针刺的这种治疗作用, 称为调气。如《灵枢·终始》云:"凡刺之道, 气调而止"。人的精神情志变化不仅可引发疾病, 且可影响治病效果。邵老针灸临床中重视治神调气, 其主要体现于三方面: 一是医者平素要通过"修为"养自身之神, 这是治神的重要内容。

邵老认为"练意、练气是针灸大夫的基本功"。力度的运用，气息的调节，意志的聚散，无不影响着针刺效果。邵老一生从未间断日常养生练功，抓住点滴时间"闭目养神"，"调心、调息、调意"；他的书法或行云流水，或苍劲有力，体现了"精""气""神"。二是要了解患者正邪之盛衰，病情之虚实，气机之变化，同时认真体察与患者疾病紧密关联的患者心理、工作、生活等情况，及时给予心理疏导，增强战胜疾病的信心，为治疗疾病打下坚实的基础。三是施治过程中重视对得气的把握，以气为要，密意守神。既要医者精神集中，全神贯注，专心致志地体会针下感觉和观察患者反应，注重捕捉"得气"之感，又要令患者心定神凝地体会针感，专心注意于病所，以促使气至。即要求医患双方"必一其神，令志在针"，只有如此，才可把握好经气活动变化，达到预期的治疗效果。三方面相辅相成，缺一不可。

6. 努针运气，创热感法

邵老在几十年行医生涯中，不仅注重在实践中锻炼指力，而且非常重视日常养生练功，常闭目养神，"调息、运气"，将练气与练指并行。邵老认为，古人强调的"精神内守""净心""恬淡虚无""养神"等调心的方法即是练气的关键，唯有精神内守，全神贯注，方能使心静气行，经络畅达。他在临床实践中不仅探索各种针刺手法，而且重视针刺与运气的结合，将两者融为一体，创努针运气热感手法，临床应用颇有效验。其操作方法：先将针刺入一定深度，待得气后将针轻轻提至皮下，然后分段缓缓刺至应针深度，待气复至，右手拇指向前，食指向后捻针，紧持针柄，固定不动，意在拇指向前，聚精会神，以待热感，同时结合运气，以意领气，通过拇食指将气发至针体，以促使针下产生热感。手法操作后，患者可产生热感，或出现于局部，或循经感传，或热及全身，甚至出汗。

7．瘀热痼疾，刺络调血

邵老常说血与气并行脉中，周流全身，宜通不宜滞，气血通则百病不生，气血壅滞则诸症蜂起。邵老认为凡邪热壅盛，无论是风热束表，还是热毒炽盛，或热入营血，痈疡疔肿，采用刺络放血可使侵入机体的毒邪随血而出，从而起到清热泻毒，调和营血，通络消肿，去腐生肌等作用，使机体功能恢复正常。对各种痛证，用刺络放血之法可疏通经络，祛瘀止痛，达到良好的止痛效果。凡经络壅滞、脏腑功能失调所致病证及沉疴痼疾，采用刺络放血之法有泻热解毒、开窍醒神、宁神定志、消肿止痛、祛瘀消癥等功，可使经络通畅，气血调和，脏腑功能正常，壅痼之疾自愈。邵老治疗瘀热壅滞痼疾常用之法有速刺法（点刺法）、缓刺法、围刺法、散刺法等。

8．燔针焠刺，奇效除疾

燔针为古针具名，即火针。焠刺为古刺法名，为九刺之一。邵老认为火针综合了火灸、针刺的作用，可借火助阳，温经通络，鼓舞气血运行，温壮人体阳气，发挥祛邪散结、活血化瘀、搜风止痛的作用。《针灸聚英》云："破痈坚积结瘤等，皆以火针猛热可用"，邵老临证运用火针主要针对皮肤病、外科疾病如瘰病、瘰疬、流痰、腱鞘囊肿等汤药所不及者。邵老强调运用火针

时要避开大血管和重要脏器，做到"深浅操之，手有定数"。灵活把握刺激量，针刺过深，内伤良肉；针刺太浅，不能去病。

邵老运用火针治疗瘰疬可谓一绝，硬结大者每刺 2 ~ 3 针，小者常 1 针即可，每周治疗 1 次，一般针治 2 ~ 3 次可愈。对液化成脓不溃破者，每于火针后加拔罐，以使脓液尽出，起罐后，局部用消毒棉球擦拭干净，在疮口处用无菌敷料覆盖固定，短期内即可治愈。

9. 针药兼施，内外同治

邵老早年习医之始即内外兼修，后虽专攻针灸，但处方用药始终没有荒疏，他十分赞赏先贤张仲景"针药并用"的主张，对仲景思想研究颇深，如《伤寒论》24 条提到："太阳病，初服桂枝汤，反烦不解者，先刺风池、风府，却与桂枝汤则愈。"《金匮要略》中更明确提到："妇人之病……审脉阴阳，虚实紧弦，行其针药，治危得安。"邵老常说："病有兼证，法有兼治，针治其外，药治其内，针药合用，重辨证论治，俾针药互补，相得益彰。"临证不可墨守成规，拘泥于单一治法，应广开治路，扬长避短，遵守辨证论治的原则。临证时每遇疑难杂症，则以针药并举，常可起沉疴而愈痼疾。在汤药应用方面更是自成体系，他处方严谨，用药精当，药味虽平淡却有出奇制胜之妙。如邵老针药并用治疗特发性血小板减少性紫癜、前列腺炎、肠粘连、癫痫等常常取得很好疗效。

本流派创始人邵经明教授在诊治疾病等方面积累了丰富的经验，体现了邵老在 20 世纪 60 年代初提出的临证针灸治疗的"理、法、方、穴、术"精神，奠定了本流派完整的理论体系和独具特色的学术思想，改变了长期以来"针术秘而不宣，习者无所适从"的状况，丰富了当代针灸理论及临床应用的内涵。

（二）学术传承

河南邵氏针灸流派创始人邵经明教授培养了大批针灸人才，他们现已成为中医界尤其是针灸界的中流砥柱，并将邵老的学术思想传授给他们的弟子等，使得本流派的学术思想代代相传，生生不息。

1．对哮喘及相关疾病的研究

邵素菊教授在继承邵老学术思想的基础上，勇于创新，将"邵氏五针法"治疗哮喘进行了不同时期及不同证型的多中心、规范化的大样本研究，制定了技术操作规范文本及视频。2007年国家中医药管理局将"邵氏'五针法'治疗肺脾亏虚型哮病的多中心临床评价"作为中医临床适宜技术推广项目向全国推广，学界已将该技术编入本科教材中。邵素菊教授将"邵氏五针法"这项技术用于治疗咳嗽、鼻衄、过敏性鼻炎－哮喘综合征等肺系病的研究，取得了很好的临床疗效。在河南中医药大学开设了"针灸药治疗疑难杂症－老中医经验介绍"的选修课，成功申报了河南中医学院"邵经明学术思想研究所"，对邵经明学术思想及临床经验在全校进行推广。2012 年成立了国家级"河南邵氏针灸流派传承工作室"，邵素菊教授带领其团队多次举办国家级继续教育学习班，并进行流派间学术交流。邵素菊教授多次应邀到澳大利亚、瑞士、芬兰、巴拿马、洪都拉斯、多米尼加和中国香港等国家和地区讲学，将邵老的学术思想发扬光大，扩大了本流派在国际上的影响。

　　杨永清教授 1985 年师从邵老攻读硕士研究生期间从事针刺治疗哮喘的临床研究，观察了针灸治疗哮喘对甲皱微循环的改善情况。1988 年到上海中医学院攻读博士，借助免疫学技术研究"邵氏五针法"对过敏性哮喘患者黏膜免疫功能的作用，毕业后形成了针刺抗哮喘临床与基础研究、针刺效应物质基础研究方向。曾多次应邀到新加坡、日本、芬兰、中国香港、世界卫生组织讲学，传播邵老学术经验，推广针灸治疗哮喘的方法，在国内外针灸治疗哮喘领域形成特色，多年来取得了丰硕的研究成果。2018 年其研究成果"Transgelin-2 as a therapeutic target for asthmatic pulmonary resistance"（哮喘治疗新靶标肌动蛋白结合蛋白 2 发现和生物学功能研究）在国际著名期刊《Science Translational Medicine》上作为封面文章正式发表，发现针刺"邵氏五针法"后可显著改善哮喘患者呼吸功能并提高金属硫蛋白 -2（MT-2）蛋白含量，并通过建立小鼠哮喘模型后证明该蛋白在哮喘发病中起关键作用。有专家评论认为靶向 Transgelin-2 受体的治疗为解决哮喘当前困境开辟了一条新的路径，从具有显著临床治疗效应的针灸方法出发研究疾病治疗新靶标，可以最大限度避免靶标发现的临床失败风险，解决目前靶标发现与功能验证中缺乏临床介入的问题，此项研究可以称得上是中国第一个自主知识产权的靶标和新药发现。杨永清教授以"组学"技术进行研究，应用当代生物技术阐释中国传统针灸学机制，对保持我国在针灸研究领域的国际领先地位，率先在针灸研究领域拥有原创性的自主知识产权具有重要的战略意义，同时为解决当代生命科学重大疑难问题寻求新的突破和创新药物的发展提供新的研究思路。

朱彦岑教授 1984 年师从邵老攻读硕士研究生，1991 年成为首批全国继承老中医药专家学术经验指导老师邵经明教授的学术经验继承人。在邵老的指导下，对针药防治哮喘进行了系统的理论探索和临床研究，不断继承与发扬邵老学术思想，其《邵经明针灸防治哮喘经验》一文，获国家"两部一局"（卫生部、人事部、中医药管理局）首批名老中医药专家学术经验有奖征文一等奖，出师论文《邵经明教授学术思想及临床经验浅识》在其出师表彰大会上进行大会交流。1998 年至今，一直在瑞士伯尔尼 Praxis Zhu & Hu GmbH 中医中心从事中医针灸临床工作，他把"邵氏五针法"应用于欧洲的咳、喘、痰等肺系病症及慢性鼻炎、鼻窦炎、花粉症、过敏症的防治，取得了令人满意的疗效。

2. 对脑病的研究

王民集教授 1991 年成为首批全国继承老中医药专家学术经验指导老师邵经明教授的学术经验继承人，在继承邵经明教授"针药兼施，内外同治"的学术思想及"邵老治疗脑髓病"的临床经验基础上，结合自身的临床经验，以脑性瘫痪为切入点，将传统中医理论和西医学紧密融合，将头针、体针相结合，针刺和穴位注射药物相结合，注重手法、留针时间等因素，总结出"五神针"配合体针速刺法，在治疗小儿脑性瘫痪方面独树一帜，临床疗效显著，特别是对改善脑瘫患儿智力方面有较为确切的疗效。此项技术已在河南中医药大学第三附属医院和多家省级医院推广应用，于 2011 年度建立了"郑州市针灸临床重点实验室"，并多次在全国学术会上推广本项技术。经过系统、规范的临床研究，使本项技术操作方法更加规范，治疗机制更加明确，更宜于向基层医院推广应用。

3. 对五官病的研究

邵素霞主任医师在邵老学术思想的指导下，遵循"取穴精当，巧施配穴"的原则，重视经络辨证，强调局部取穴与循经取穴相结合的重要性。她在几十年的临床实践中，对急、慢性喉喑的治疗进行了深入的研究，提出了"三穴开喑法"治疗喉喑的独特疗法。她认为经络辨证喉喑应责之于手太阴经、手阳明经、足阳明经及任脉，治疗时咽喉局部穴位的选取至关重要。经过长期验证，不断筛选提炼，形成了"人迎、天突、扁桃穴"为主穴的"三穴开喑法"。本法不仅能通经活络，清利咽喉，还能生津增音。但由于疾病的复杂性，邵素霞主任强调，临床应根据病情巧配腧穴，如鱼际、少商、风门、肺俞、足三里、膻中等，主配结合，相辅相成，即可获得满意疗效。

4. 对失眠症的研究

高希言教授是邵经明教授的硕士研究生，1992 年到上海攻读博士。在邵经明教授运用背俞穴调整脏腑功能的学术思想指导下，用心俞、肝俞等背部穴位治疗失眠症。他认为失眠症的病位主要在心，与五脏皆有关系，由于心神失养或心神不定所致，其发病与肝郁、脾虚、胃失和降密切相关。治疗失眠，重点在调整五脏之间紊乱的状态，而背俞穴乃五脏气血输注之部位。同时足太阳膀胱经经脉循行"上额交巅……从巅入络脑"，因此，对背俞穴进行针刺可以使脏腑的气血得到调节，平衡脏腑阴阳，健脑安神，从而失眠得愈。高希言教授在长期的临床实践中，对失眠进行深入研究，认为失眠病因虽多，但其共同病机在于卫气运行失调，脑髓失养。《内经》记载："阳气盛则瞋目，阴气盛则瞑目"，说明人的睡眠与卫气运行密切相关。因而高希言教授提出"调卫健脑针法"治疗失眠，并对其疗效、机制进行系统化、科学化研究，该技术已经被国家中医药管理局作为第二批中医临床适宜技术推广项目向全国推广。

5．邵氏针灸在其他地区及国外的传播

邵经明教授的很多弟子分布于世界各地，丁一丹（美国）、张日宏（阿曼）、朱彦岑（瑞士）、刘富强（瑞士）、刘凯（瑞士）、齐晓玲（英国）以及张笑菲（中国香港）等，他们从事中医针灸的医、教、研工作，成为当地中医针灸事业的骨干力量，将邵老的学术经验服务于当地民众，取得了很好的疗效，深受当地民众的喜爱。为河南邵氏针灸流派走向国际做出了不可磨灭的贡献。

朱彦岑教授不仅把"邵氏五针法"应用于欧洲的咳、喘、痰等肺系病症及慢性鼻炎、鼻窦炎、花粉症、过敏症的防治，而且把邵老针药并用防治神志病、皮肤病等经验应用于防治慢性疲劳综合征、失眠症、抑郁症、顽固性头痛、耳鸣等精神神经系统病症，以及顽癣、银屑病、顽固性荨麻疹、痤疮等皮肤病，取得了令人满意的疗效，深受患者欢迎和好评。朱彦岑教授还注重河南邵氏针灸流派的学术传承，在欧洲进行中医师带徒传授，曾多次受邀在瑞士中医药学会、瑞士健康博览会、瑞士中医再教育培

训班用中文或德文举行专题学术讲座，如"邵经明教授针药防治哮喘病经验""上守神——中医治疗抑郁症的经验和体会""中医治疗失眠的经验和体会""针药并用治疗神经性皮炎的经验和体会""针药并用治疗花粉症的经验"等，向当地学界介绍邵老高尚的医德、高超的医术，传授邵老独特的学术思想和丰富的临床经验，使邵老的学术思想及临床经验在欧洲得到推广应用、发扬光大，促进了河南邵氏针灸流派在欧洲的发展，也造福了当地人民。

刘富强教授1986年跟随邵老攻读硕士研究生，在读研期间，每天随邵老临诊治疗病人，从理论到实践，从望闻问切到理法方药，均得到了邵老的谆谆教诲，示范指导。在邵老"善用背俞穴"的学术思想指导下，应用厥阴俞、心俞、内关治疗冠心病，并完成了"针灸治疗冠心病的临床研究"课题。刘富强教授从诊30年来，对背俞穴的临床应用不断进行研究探索，将邵老背俞穴的临床应用范围进一步扩展。如在邵老选用肺俞、大椎、风门治疗哮喘的基础上，将其用于治疗花粉症、过敏性鼻炎、痤疮、荨麻疹等，取得了很好疗效；以厥阴俞、心俞为主穴治疗冠心病、心律不齐、睡眠障碍、抑郁症；以肝俞、脾俞为主穴治疗胃肠疾病、肝胆疾病、慢性疲劳综合征；以肝俞、脾俞、肾俞、次髎为主穴治疗妇科病、男性疾病、下腹部疾病等。刘富强教授认为背俞穴是脏腑精气输注于背部的特定部位，与脏腑直接相通，治疗脏腑疾病当首选之，通过辨证选用相应配穴，再施予相应的刺灸方法，无论脏腑的寒热、虚实、气滞、血瘀都能够收到事半功倍的良好效果。

张日宏主任医师 1984 年开始攻读邵老的硕士研究生，跟师学习。毕业后在河南中医学院第一附属医院工作，1995 年至今已在阿曼工作 20 余年，现任阿曼卫生部传统医学顾问，负责海外中医的资格审查和考试。在阿曼卫生部直属的豪拉医院（Khoula Hospital）工作，职称是高级专家（Senior Specialist）。张日宏主任医师能在以西医为主流的大医院得到认可，并取得高级职称，得益于跟随邵老攻读硕士期间掌握的邵氏针灸医术。他对邵老临证重视针刺手法感触颇深，他说："导师常常在治疗时，凝神运气，导引行气"，正如《灵枢·九针十二原》云："刺之要，气至而有效，效之信，若风之吹云，明乎若见苍天。"由于阿曼位于阿拉伯半岛，盛产石油和天然气，当地气候炎热，生活富裕，肥胖人口较多，出现很多与肥胖相关的疾病，如膝关节骨性关节炎、足底筋膜炎、腰椎间盘突出症等，他将邵老的催气手法、行气手法、努针运气法等灵活运用到这些疾病的治疗中，疗效明显，特色突出，受到当地患者赞誉。

✧ 第三节　河南邵氏针灸流派的发展

一、遵循流派发展规律

正如流派第四代传承人王宇在探析邵氏针灸学术思想的形成与发展历程中将其归纳为：源于中医经典，秉承承氏学术思想，开拓创新，终成邵氏针灸流派，多数中医学术流派的发展都遵循着"源、立、传、变"的规律。

源：河南邵氏针灸流派源自流派先师对中医经典的推崇、研读，流派先师郭玉璜是清末举人，官至内阁中书，在学而优则仕的年代，儒学功底深厚的郭师学习中医自是驾轻就熟。先师承淡安先生发展经络理论，开创针灸补注伤寒条文之先河，也是来自对中医古籍尤对《黄帝内经》《难经》《伤寒论》中关于经络、针药并用等条文的深刻把握。

立：从20世纪30年代邵经明教授步入医学之门开始，经历了学徒、独立应诊、医院医生、大学教授等不同岗位，期间积累了大量的针药并用治疗疑难病症的经验，至20世纪70年代，形成进针、催气、行气一系列针刺手法及随证立法、讲求配伍的用药风格；创立了匠心独运之"三穴五针一火罐法"；问世了《针灸锦囊》《针灸防治哮喘》一批著作，标志着河南邵氏针灸流派的初步形成。

传：传承不仅仅是人脉的传承，也是对流派创始人学术思想、学术经验的传承。稳定的传承体系是绵延流派生命力的重要条件，河南邵氏针灸流派老中青不同阶次的传承梯队已形成。河南邵氏针灸流派的历代传承人在总结吸纳流派创始人邵经明教授学术经验的基础上，结合各自的发展方向，分别形成了系统的学术思想，积累了丰富的临床经验，彰显了本流派的传承与发展。

变：流派传承人在继承老师的学术经验之后，一般会有几种发展方向：一种是承袭老师学术思想，将这一学术观点传承下去；另一种就是在老师学术思想的基础上有所提炼、发挥，兼收并蓄，形成自己的学术特色。各位代表性传承人在跟随邵老学习的过程中，在继承邵老学术思想的同时，又根据各自的专长，在针灸临床研究、针灸实验研究、针灸文献研究、腧穴研究、刺络与拔罐研究、耳穴研究等方面均取得了较高的学术造诣，成为各自领域中的学术翘楚。

二、多举措促进流派发展

自 2012 年河南邵氏针灸流派成为首批全国中医学术流派传承工作室以来，以梳理流派传承脉络、总结流派学术思想、探索流派临床特色技术为目标，工作室团队成员积极出版著作、发表论文、申报科研课题、总结提炼特色诊疗技术并制定诊疗方案、举办国家级中医药继续教育项目、建立流派示范门诊和二级传承工作站。这些成绩的取得离不开以邵素菊教授为首的河南邵氏针灸流派传承工作室团队的集体努力，总结流派发展经验可归结于以下举措的实施。

（一）文化素养与专业能力共举

流派建设过程中，把文化传承与弘扬放在首要地位，打造人文精神与科学精神相融合，医道与医术相统一的有智慧、有品格、有修养、有担当的优秀中医学术流派传承团队。邵老淡泊名利、仁爱雅量、大慈大悲的特质，在潜移默化中传给了他的后辈们，融入了他们的血液和灵魂中。无论他们在国内、国外，还是在教学、临床、科研中，以"大医精诚""救人为本"要求自己，践行仁心仁术，获得了学界、患者和社会的好评。

（二）临床与科研并重

邵老"古为今用、中西合璧"的治学特点拓展了流派学术思想的深度和广度。代表性传承人根据自己专长，通过创新取得的学术成果，为河南邵氏针灸流派的学术思想注入了更加丰富的内容，使河南邵氏针灸流派学术之花常开常新。

邵素菊教授在继承、总结邵老学术思想的基础上，对"邵氏五针法"治疗哮喘进行了更深层次的探讨，对哮喘的不同分期（急性发作期、慢性缓解期）、不同证型（肺脾亏虚型、寒饮伏肺型）进行了规范的临床研究，观察"邵氏五针法"对哮喘模型大鼠肺组织形态、血清炎性因子以及气道重构等方面的影响，初步揭示了"邵氏五针法"治疗哮喘病的作用机制；并将"邵氏五针法"治疗病种扩大至咳嗽、过敏性鼻炎、过敏性鼻炎－哮喘综合征等肺系疾病，采用科学规范的研究方法，分别申报了科研课题，临床与实验研究证明"邵氏五针法"治疗咳嗽、过敏性鼻炎、过敏性鼻炎－哮喘综合征等肺系病症具有显著疗效。

高希言教授总结古今医家重灸经验，根据古人大病宜多灸重灸的记载，探索出"透灸"的施灸方法。透灸法既有需灸足量的概念，又有灸感透达肌肤，从而起到疏通经络，调节气血的作用。透灸量以灸后患者皮肤汗出、潮红、花斑等不同表现和患者有无灸感透达深层的感觉来把握。透灸的关键是艾灸过程中出现温热感向组织深部的透达，当艾灸达到一定量时出现从施灸的腧穴循经向远端沿线状或带状传导，或向组织深部透达。伴随温热感的传导，患者有肌肉的瞤动感或蚁行感，以及脏腑组织的运动如肠鸣等。

杨永清教授对针刺治疗哮喘的机理做了大量基础研究，并以针刺治疗哮喘的机理为切入点，深入探讨针灸效应的物质基础，取得了较大的成就。多年来一直借助血清蛋白质组学研究，以针灸效应的响应基因和应答蛋白为主要技术路线，研究针灸效应的物质基础，阐释针灸效应的生物学机制。其研究结果显示动物在体实验、离体实验、在离体混合实验均证实了血清中含有针灸作用的效应因子，现阶段团队正对针灸效应响应基因和应答蛋白为靶标筛选起点，创立靶标筛选策略，最终在针刺效应物质的基础之上研发出具有自主知识产权的生物制剂。

王民集教授临床工作中在继承邵老取穴少而精的基础上，大力提倡经穴奇穴相结合。善于运用太阳透率谷治疗偏头痛，万应穴及太阳透下关治疗各种牙痛，臂中穴配合膏肓穴治疗急性乳腺炎、乳腺增生，四神聪为主治疗不寐、痴呆，均具有较好效果。王民集教授对耳穴的应用颇有心得，常将望耳诊病运用于临床，屡用屡验。

路玫教授多年来致力于针灸改善放化疗后骨髓抑制、提升白细胞作用的机理研究，从免疫、造血多系统，从细胞、蛋白质、核酸等多层次展开研究。初步提出"修复和保护化疗后骨髓造血微环境，即改善血细胞生成和赖以生存的内环境，是针灸改善化疗后骨髓抑制的重要途径之一"的假说，并通过针灸对化疗小鼠外周血白细胞的影响、对骨髓造血微环境中基质细胞细胞周期的影响、骨髓细胞病理形态学改变、骨髓造血微环境中黏附分子及造血因子基因及蛋白表达量的影响，证实针灸可以诱导粒细胞、巨噬细胞的生长，刺激骨髓造血干／祖细胞分化，增加化疗后外周血白细胞数量，减轻骨髓抑制，从而验证了针灸保护和修复化疗后骨髓造血微环境的损伤，可能是针灸改善骨髓抑制，提升外周血白细胞数量的主要途径。

第四代、第五代流派传承人在继承流派学术思想的过程中，结合自己的擅长领域，通过授课、编撰著作、发表论文等方式在业内宣传本流派的学术思想、特色技术，同时利用较高的科学研究平台申报高层次课题，深入探讨流派特色技术的疗效机制，在国内外学术会议上多次进行研讨、交流，提高了本流派在国内外的知名度，推动了流派的进一步发展。

（三）人才培养师承与院校结合

流派发展的兴盛与否，人才培养至关重要，一支优秀的传承队伍是学术流派得以永续发展的基本保障。河南邵氏针灸流派结合自身实际情况，利用高校研究生教育、附属医院名中医带徒、二级工作站等不同平台，将院校教育、中医师承教育两种培养模式相结合，目前代表性传承人、主要传承人、后备传承人老中青不同梯次的传承队伍已经形成。

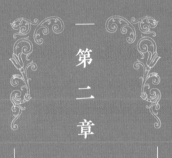

第二章

河南邵氏针灸流派
诊疗特色与技术

❖ 第一节　邵氏针法特色

一、基本针刺手法

从历代医家的临床实践来看，针灸疗效的获得，不但取决于正确的诊断辨证，合理的选穴配穴，而且与针刺手法密切相关。邵经明教授在长期临证过程中，取法前人经验，删繁就简，反复实践，在进针、催气、行气、补泻以及特殊针刺手法等方面摸索出一整套简便实用的针刺操作技术，大大提高了临床疗效。

（一）进针法

关于进针手法，纵观古今针灸临床医家，大多数人强调双手进针，即"刺手"与"押手"同时运用，如《标幽赋》说："左手重而多按，欲令气散；右手轻而徐入，不痛之因"，现在临床上也常用指切、夹持、提捏、舒张、针管等进针方法，这些方法对顺利进针、减轻疼痛均有一定作用，对初学者尤为适用。由于古人强调双手进针，特别是《难经·七十六难》提出："知为针者信其左，不知为针者信其右"，以致后人多局限于双手进针而少有创新，为临床操作带来了诸多不便。河南邵氏针灸流派创始人邵经明教授认为临证时应根据治疗需要，当双手则必双手，当单手时应单手，他在长期临床与教学实践中不断总结，创制出两种易学易用的单手进针法，具有快速、无痛、简便、省时和易于得气等优点，不仅可以提高针刺效率，且易促使针下得气。

1．注射式进针法

【操作方法】右手拇食中三指或拇食二指夹持针柄（长针可持针身中下段），针尖对准欲刺腧穴，不作任何捻转动作，迅速将针刺入皮下，右手之五指同时放开如凤凰展翅（图2-1-1，视频1）。

【适用范围】该法适用于全身肌肉丰厚处及四肢大多数腧穴。

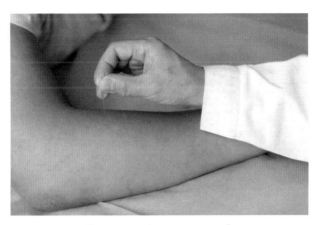

| 图 2-1-1 | 注射式进针法 |

▶ 视频 1 │ 注射式进针法

2．指压捻入式进针法

【操作方法】右手拇食二指持针柄，中指尖抵压于欲刺腧穴旁皮肤，针尖对准欲刺腧穴，拇指向前轻微捻动针柄，同时向下用力将针迅速刺入皮下（图2-1-2，视频2）。

【适用范围】该法适用于皮肉浅薄处及内有重要组织器官、血管的腧穴。

邵老认为单手进针必须在具有较强指力和腕力的基础上方可应用，针刺腧穴要准，下针宜快，手宜轻，力宜重，如此才能进针无痛，得气迅速，疗效显著，使病人乐于接受。否则或针难以刺入，或造成进针疼痛，且不易得气，影响疗效。

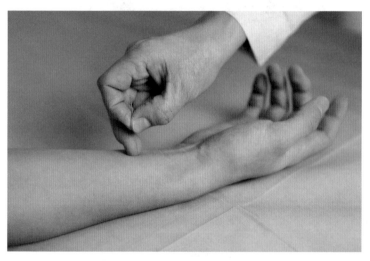

▍图2-1-2 │ 指压捻入式进针法 ▍

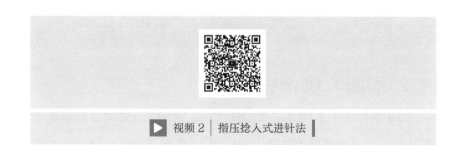

▶ 视频2 │ 指压捻入式进针法

（二）催气五法

针灸治病，得气与否和得气快慢与疗效有密切关系，正如元代窦汉卿《针经指南》所云："气速至而速效，气迟至而不治"。邵老针刺重视得气，将得气作为针刺取效的基础，即刺之务必以得气为度。临床上，患者体质各异，病情不一，得气快慢也有差异。有针入立即得气者，亦有不得气者，对此，必须施以一定的行针手法激发、催促经气速至以提高疗效，即"催气法"。邵老针对不易得气的原因，如取穴不准、操作不当、患者体质差异和疾病特点等，强调运用催气法促使气至。常用的催气手法有五种。

1．进退催气法

为提插与捻转相结合的复式手法。

【操作方法】右手拇食中三指夹持针柄，将针刺入腧穴后，拇指向前搓针，同时向下用力，使针向下略插为"进"；拇指向后捻动，同时将针向上略提为"退"。催气时，一进一退，一搓一捻，交替进行，直至得气为止（视频3）。

【注意事项】进退深度宜保持在所刺腧穴深度的三分之一范围内，搓捻幅度以不超过 180° 为宜，以免刺激过大；患者病情和耐受度不同，进退手法应有轻重、缓急之别。

▶ 视频3 ｜ 进退催气法

2. 捻捣催气法

为捻转与捣法相结合的复式手法，具有刺激量大、针感强的特点。

【操作方法】右手拇食中三指夹持针柄，将针刺入腧穴后，拇指向前轻微捻动针柄，同时借助腕关节的震颤一上一下地捣动，如"捣蒜""雀啄米"状，直至得气为止（视频4）。

【注意事项】捻转范围在180°左右，捣动时频率宜慢，幅度宜大，重捣轻提。

▶ 视频4 │ 捻捣催气法

3. 探寻催气法

【操作方法】右手拇食中三指夹持针柄将针刺入，若针已刺至腧穴应刺深度仍不得气，可将针轻轻上提退至皮下，改变针刺方向，分别向穴位四周反复上下提插探寻，仔细体会针下松紧，直至得气为度（视频5）。

【注意事项】每次探寻时，务必先确保已将针提至皮下，然后再改变针刺方向进针；应根据所治疾病有目的地进行探寻，仔细体会有无得气感。

▶ 视频5 ┊ 探寻催气法

4．颤指催气法

【操作方法】右手拇食二指夹持针柄，将针刺入腧穴后，手腕及手指自然地轻微颤动，做小幅度、快频率的进退震颤动作，使针身发生轻微颤动，以促使得气（视频6）。

【注意事项】震颤时进退幅度要均匀一致，不可忽深忽浅；刺激不可过于强烈，以患者能耐受为度。

▶ 视频6 ┊ 颤指催气法

5．搓针催气法

【操作方法】右手拇食中三指夹持针柄，将针刺入腧穴后，食中二指保持不动，拇指向前或向后用力搓针柄，如搓线状，直至得气为止（视频7）。

【注意事项】搓针时力度要强，角度要大，一般以180°以上为宜，但切不可搓得太紧太快，应一搓一放，以免肌纤维缠绕针身，引起疼痛。

▶ 视频 7 │ 搓针催气法

（三）行气五法

"得气"是针灸取效的基本要求，"气至病所"是"得气"的最高表现状态，是进一步提高临床疗效的关键，这一观点已成为古今多数针灸大家的共识，如早在《灵枢·九针十二原》就有"刺之要，气至而有效""刺之而气不至者，无问其数"等记载。历代针灸医家通过自身临床实践，创立了很多可以催促"气至"，使"气至病所"的针刺手法，如明代陈会《神应经》："候数穴针毕，停少时用右手大指及食指持针，细细动摇进退，搓捻其针如手颤之状，谓之催气"，即通过动摇、进退和搓捻三者相结合的复式手法来疏通经气，催气速至。金元窦汉卿《针经指南》最早记载了"气至病所"，曰"捻针，使气下行至病所"，即通过捻针手法来催促经气传至病所。邵老临证针治疾病不仅强调得气，也非常注重气至病所，临床上常通过以下五种行气手法以激发感传，促使气至病所。

1. 倒针朝病法

右手拇食中三指夹持针柄，将针刺入腧穴得气后，欲使针感沿经脉向上传导，则将针尖沿经脉向上斜刺；反之，使针尖沿经脉向下斜刺。如针刺足三里治疗腹痛，可使针尖朝膝关节方向斜刺，使针感传向腹部；若针刺足三里治疗足踝疼痛，须将针尖朝足踝方向斜刺，使针感传向足踝（视频8）。

▶ 视频8 │ 倒针朝病法 │

2. 运气逼针法

右手拇食中三指夹持针柄，将针刺入腧穴得气后，三指紧持针柄，固定不动，同时结合静心运气，以意领气，通过手指把气发至针体，促使针感趋向病所（视频9）。

▶ 视频9 │ 运气逼针法 │

3．按截关闭法

右手拇食中三指夹持针柄，将针刺入腧穴得气后，用左手拇指指腹用力按压所刺腧穴旁的肌肤（不欲使经气传导的方向），以截住经气，使之向预定方向传导。如针合谷治牙痛，用左手拇指按压合谷下方，右手持针，针尖朝向病所，使针感循经上行，则牙痛可立止。再如治疗乳房病针刺臂中穴，用左手拇指按压臂中穴下方，右手持针，针尖朝向肩部，使针感上行，有宽胸理气、通络止痛等作用，患者胸乳部即会有舒适感（视频 10）。

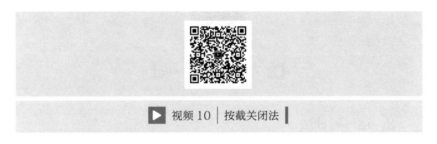

▶ 视频 10 │ 按截关闭法 │

4．搓捻推针法

右手拇食中三指夹持针柄，将针刺入腧穴得气后，将针轻轻提起朝向病所，俟得气后，拇指用力向前搓推针柄，达到指腹后横纹时，即轻轻退回，然后再用力向前搓推第二次，如此连续搓推几次，直至针感传向病所为止（视频 11）。

▶ 视频 11 │ 搓捻推针法 │

5. 接气通经法

为两针或多针循经取穴依次下针，以衔接各穴经气感传而直至病所的方法。该法最宜于远部取穴时使用。如针刺治疗坐骨神经痛时，若针刺环跳针感向下不能过膝，可在该经阳陵泉再刺一针，针感即可达到足趾部（图 2-1-3，视频 12）。针刺足三里治疗腹部疾病，欲使针感上传腹部，可依次在梁丘、髀关、梁门三穴下针，则可使经气接续并通达全经，引气达腹部。

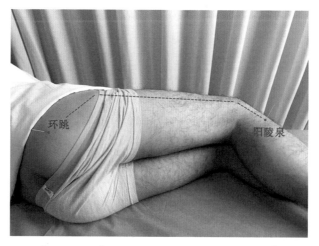

图 2-1-3 │ 接气通经法（环跳、阳陵泉操作）

▶ 视频 12 │ 接气通经法

二、特色针刺法

（一）努针运气热感法

是指针刺入腧穴得气后，通过行针产生热感，以治疗虚、寒病证的一种手法。《素问·针解》最早记载曰："刺虚则实之者，针下热也，气实乃热也"，后世医家受此启发，创用了多种可以产生针下热感的单式和复式手法。

有关热感手法的记载散见于多部中医古籍中，其操作有提插、捻搓、呼吸、开阖、徐疾等单式手法，如《针灸大成》曰："慢提紧按如火热"，《针经指南》曰："搓者，凡令人觉热，向外针似搓线之貌"。亦有将两种或两种以上单式手法综合运用者，如《针灸问对》将搓、插结合，提出"左转插之为热"，再如《针灸大成》"进火补"法，为呼吸、进退、摇针等手法综合而成。邵老在继承前人针法精髓的基础上，通过临床实践探索，删繁就简，将针刺与运气相结合，创用出一种简便实用的努针运气热感法，可令患者针刺局部产生热感，或温热循经感传，甚至遍身觉热，津津汗出。

1. 操作方法

右手持针，将针刺入腧穴得气后，拇指向前、食指向后搓捻，同时用力下插，达到一定深度得气后，拇指向后、食指向前搓捻，同时缓缓用力上提使针尖至皮下，如此上下提插左右捻转数次后，将针插至应刺深度，待气复至，右手拇食指紧持针柄，意在拇指向前，固定不动，聚精会神，同时结合静心运气，以意领气，通过拇食二指把气发至针体，以努针运气，促使针下产生热感（视频13）。

2．临床应用

主要用于治疗多种寒证、虚证和痛证，如脾胃阳虚所致的胃痛、腹痛、泄泻、胃下垂、消化不良，以及腰腿疼痛、痹证等。如一位在他处久治不效的男性慢性萎缩性胃炎患者，胃痛隐隐不止，纳呆，进食则胃痛加重，视其面色萎黄，少气无力，骨瘦如柴，邵老为其针刺中脘、足三里，下针，施用手法，努针运气，仅二三分钟后，病人即呼胃中一股暖流渐渐聚集，胃部立刻舒适无比。再如曾治一女性患者，年过五旬，患坐骨神经痛月余，剧痛难忍，行走困难，伴下肢寒凉，邵老取环跳、委中、阳陵泉、足三里，其中环跳得气后行努针运气热感法，患者当即感到下肢温热，似一股暖流，从髋下传至足，起针后，疼痛大减，凉感也减轻，可站立行走，依上法治疗3次即愈。

（二）深刺哑门、大椎法

哑门、大椎深处分别为延髓、脊髓所在，若刺入过深，伤及延髓，轻则头痛呕吐，重则呼吸麻痹而致死亡，故针灸临床一般列为禁止深刺的穴位。然邵老打破常规，深刺达2寸以上，治疗神志疾病、瘫痪失语等，收到意想不到的疗效。

1. 操作方法

深刺哑门：令患者端坐，头部稍向前倾，保持不动，选取2.5寸毫针，针尖对准口唇方向（不可向上斜刺，以免误入枕骨大孔）快速刺入并缓缓进针至2寸以上，当针尖接触脊髓膜时，患者会立即出现触电样感觉，则立即出针，不可提插捻转。如针已至深度而仍无针感，亦不可继续进针，以免误伤延髓。

深刺大椎：令患者端坐，头向前倾，针与皮肤垂直，迅速刺入皮下，缓缓进针至1～1.5寸，感觉针有阻力时，将针退出二分之一，改变针刺方向，针尖向上沿椎间隙刺入至2寸左右，患者一般即会出现触电感，并向上肢一侧或两侧放射，也有放射感向下传至臀部甚至到足，应立即出针。

对于二穴的针刺操作，若患者不予配合，需要助手将其头部固定。均以进针快、送针慢之法操作。

2. 临床应用

主要用于治疗癫狂、脏躁等神志病。如邵老曾治一青年女性，初患失眠，性情急躁，逐渐加重至彻夜不眠，胡言乱语，狂躁骂人，不避亲疏，以致无法继续上学，家人陪护前来就诊。邵老察其舌质红、苔黄燥，脉来弦数，知其乃肝郁化火，扰乱心神所致，遂用上述深刺大椎法并配合针刺风池、神门、内关，连治

3 次后，便神志安定，夜能入眠，恢复正常，为巩固疗效，继用上穴，大椎改用常规刺法（用 1.5 寸毫针刺入 1.2 寸），隔日针治 1 次，连治 5 次即获痊愈。

（三）沿皮透刺法

沿皮透刺法最早见于元代王国瑞的《扁鹊神应针灸玉龙经》，针刺丝竹空治疗头风头痛，如："头风偏正最难医，丝竹金针亦可施。更要沿皮透率谷，一针两穴世间稀"，针刺印堂治疗小儿惊风，曰："沿皮先透左攒竹，补泻后转归原穴，退右攒竹"等，后世医家有所发展。邵老在《素问·刺要论》"病有浮沉，刺有浅深，各至其理，无过其道"等理论启发下，继承前人经验，经长期临床实践，不断进行总结，扩大了沿皮透刺法之治疗范围，形成了独具特色的邵氏沿皮透刺法，一针两穴或多穴，具有取穴少，刺激强，得气快，感应大，疗效好等优点。

1. 操作方法

左手拇食二指提捏针刺腧穴皮肤，右手拇食二指夹持针柄，使针尖朝向透穴方向斜刺进针，透皮后将针沿着与皮肤平行方向匀速透至预定腧穴或病变部位，使针下得气，并慎守经气勿失。

2. 临床应用

多用于治疗面瘫、面痛、缠腰火丹后遗痛等。如治疗缠腰火丹后遗痛，沿皮损部位排刺透穴；治疗面痛，一般采取阳白透鱼腰，丝竹空透鱼腰，四白透巨髎，颊车透地仓等，但对严重面痛，邵老常取太阳透下关之法，用3寸毫针从太阳进针透刺下关，止痛效果即刻显现；治疗面瘫，地仓与颊车互透，攒竹、丝竹空、阳白均透至鱼腰，四白透地仓，鼻通透迎香。如邵老曾治一产后面瘫患者，口向右歪，左口角明显下垂，左眼无法闭合，额纹消失，鼻唇沟平坦，咀嚼无力，腮内藏食，口角流涎，遂取患侧（左侧）地仓、颊车、鱼腰、攒竹、丝竹空、阳白、四白、鼻通穴，依上法沿皮透刺（地仓与颊车针后加灸），并加健侧合谷，连治10次，症状基本消失，仅余说话时口角稍歪，休息5天，又针刺治疗3次而痊愈。

此外，临床运用沿皮透刺法治疗疾病时，根据病情常用某些腧穴的特殊刺法，如针刺胃上穴治疗胃下垂，需沿皮下向脐中方向透刺2～3寸；针刺腰奇穴治疗癫痫，沿脊柱向上平透3寸以上，为取效的关键。

（四）燔针焠刺法

燔针即火针，火针法《内经》称为"焠刺"，是用火将特制的金属针烧红迅速刺入一定部位或腧穴，并快速退出的一种治病方法。作为一种温热性刺激，该法具有温经通络、软坚散结、透脓祛腐等作用。

1. 操作方法

火针的操作关键是烧针。《针灸大成》曰："灯上烧，令通红，用方有功。若不红，不能去病，反损于人。"故使用火针必须将针烧红，选择型号适宜的特制火针，插入火焰中，可先烧针身，并根据针刺的深度，选择针体烧红的长度，后烧针尖，烧针以针体、针尖通红炽亮为度。操作时，首先选定穴位，局部消毒，左手拇食二指固定针刺部位皮肤，右手持火针在酒精灯上烧至通红炽亮时，对准穴位或病变部位，迅速刺入一定深度后立即出针，并用酒精棉球消毒，必要时局部覆盖消毒干棉球或无菌纱布，用胶布固定。

2．临床应用

主要用于治疗瘰疬、腱鞘囊肿、皮下脂肪瘤、褥疮、软组织急性化脓性感染、神经性皮炎、鸡眼、痹证等疾病。如治疗瘰疬，硬结大者每刺 2～3 针，小者常 1 针即可。每周治疗 1 次，一般针治 2～3 次可愈。若液化成脓不溃破者，每于火针后加拔罐，以达脓液尽出，起罐后，用消毒棉球将局部擦干净，在针处覆盖无菌敷料，胶布固定，短期内即可治愈。再如治疗腱鞘囊肿，治疗时，以左手拇食指将囊肿固定并捏起，右手持火针在酒精灯上烧红发亮时，迅速刺入深部，出针后充分挤压，排净其内胶状黏液，用酒精棉球擦拭清理，消毒后用无菌敷料遮盖针孔，胶布固定，一般 1～2 次即愈。邵老曾治一瘰疬（颈淋巴结结核）患者，患病 12 年，病初颈部仅有一如杏核大硬结，后渐增多为数个，大者如蛋黄、杏核大小，小者如黄豆大小，伴午后潮热，身体日渐消瘦，以致无法参加劳动，苦不堪言，经火针治疗 3 次后（半个月内），硬结缩小，纳增热除，继续针治 4 次，硬结完全消失，形体渐丰，半年后恢复正常，从此未复发。

（五）刺络泻血法

《素问·调经论》指出："血气不和，百病乃变化而生。"外感、内伤均可导致经络运行气血的功能发生障碍，阴阳失衡，气滞血瘀，从而变生诸症。故《素问·血气形志》又指出："凡治病必先去其血。"《灵枢·九针十二原》更提出了"菀陈则除之"的治疗原则，并指出：有明显瘀血、肿胀等现象的可"泻之万全"。《千金方》亦说："诸病皆因血气壅滞，不得宣通"。邵老深悟其中之意，认为血之与气，并行脉中，周流全身，宜通不宜滞，气血宣通则百病不生，气血壅滞则诸症蜂起，临证主张用刺络泻血法决壅开滞，宣散邪热，常用于治疗急证、热证、实证、痛证、瘀血之证和久病痼疾。

1. 操作方法

（1）速刺法：多用于指端的井穴、十宣、耳穴放血等。针刺前，在预定针刺部位的上下左右用左手拇指、食指向针刺处揉搓推按，使血液积聚于针刺部位，消毒后，先用左手拇食二指捏紧应刺腧穴的皮肤，右手拇食二指紧持三棱针柄，中指指端紧靠针尖上部，留出针尖约 1 分，迅速点刺应刺部位，然后用手挤压局部使之出血，具有泻热通络之功效。

（2）缓刺法：多用于浅层静脉放血，如曲泽、委中等。针刺前，先用一根橡皮带捆扎应刺穴位上部，或用手压迫固定，使静脉充盈，迅速消毒后，对准应刺部位，缓缓刺入 0.5～1 分，不留针，立刻出针，令之出血，使瘀血流出，毒邪得泻。

（3）围刺法：在病灶局部及周围皮肤进行常规消毒后，在病灶周围点刺数针，也可配合拔罐，使瘀血出尽，有消肿散结、祛瘀止痛的作用。

（4）散刺法：根据病灶大小，皮肤常规消毒后，用三棱针由外向内环形点刺，或用皮肤针叩刺，并可配合拔罐以助排血，多用于治疗扭伤、瘀血、肿胀及皮肤病，如缠腰火丹、神经性皮炎等。

对于刺络泻血法的操作，应严格消毒，取穴精准，手法宜轻、浅、稳、准，出血适量。对体弱、孕妇、低血压和凝血功能障碍的患者，应慎用或禁用本法。

2. 临床应用

邵老强调临床应用刺络泻血法，一定要明确诊断，辨证准确。常用于治疗急性热病，如惊厥、中风闭证、中暑、痧证、高热神昏、咽喉肿痛、目赤肿痛等；剧烈疼痛，如头痛、关节肿痛、坐骨神经痛、结石绞痛等；对于皮外科病症，如缠腰火丹、肢体麻木、顽癣、皮肤瘀血、肿胀等疗效显著。

3. 典型验案

患者，男，81岁，左侧前胸、后背及胁肋部疼痛1个月余。患者1个月前左侧前胸、后背及胁肋部出现疱疹，某医院诊断为缠腰火丹，经住院治疗皮损基本消失，但后遗神经痛常常令其不能行动，稍一触及即疼痛难忍，以致夜不能眠，纳呆，严重影响正常生活。患者经人介绍前来求治，当即运用三棱针散刺，并配合拔罐法治疗。3日后复诊，述治疗当晚疼痛大为减轻，安然入睡。三诊时述后背及胁肋疼痛消失，仅前胸偶有轻微跳痛，复用刺络拔罐之法治疗而告愈。

◆ 第二节　邵氏用药特色

河南邵氏针灸流派创始人邵经明教授在临证用药方面，不但精研《伤寒》《金匮》等中医经典著作，善用经方，还对历代名医所创效验时方加以继承，广泛使用。他立足临床，推陈出新，研创了不少验方，用于一些疑难病的治疗，疗效显著。

一、经方与时方并重

现代中医界普遍认为，"经方"是指张仲景《伤寒论》和《金匮要略》所载之方，故又称"仲景方"；"时方"乃是指后世医家，特别是唐宋以来历代医家所创之时行方剂。历史上曾涌现出很多"经方家"，他们对经方异常偏爱，认为经方"配伍严谨，治证广泛"，而时方往往"药味庞杂，应用面窄"，故治病多轻视时方，以专用经方为荣。亦有部分医家认为《伤寒论》之方主要用于治疗外感病，治疗内伤杂病则非其所宜。唐宋至今，经方与时方之争，从未休止。而邵老作为一名长期临床的中医大家，认为经方是祖方，是基源，必须精通；时方是发展，是创新，必须博览。医者须将经方与时方同等对待，根据病情需要灵活选用，方可有更多愈病的把握，绝不能心存个人主观偏见而厚此薄彼。

邵老精通四大经典，学医之初即从《伤寒论》入手，16岁时便能熟练背诵书中有方有法之重要条文，直至九旬高龄，仍可背诵大量原文。作为一名善用经方的医家，他强调学用《伤寒论》

一定要从原文入手，抓住六经提纲，参悟方证原义，做到"审病机，明方义"，掌握"阴阳表里"的纲领和"寒热虚实"的本质，如此辨用经方，不但能治疗书中所载病症，还可举一反三，扩大治疗范围。

邵老继承仲景理法方药治疗疑难病的功夫可谓信手拈来，炉火纯青。如其辨治哮喘，属水饮者，有小青龙汤和越婢加半夏汤之发越，亦有苓桂术甘汤、真武汤及金匮肾气丸之温化，更有葶苈大枣泻肺汤、十枣汤之峻剂攻逐；属肺热兼表寒者，则用麻杏石甘汤解表清里使表里双解。再如其治疗肾炎水肿，急性肾炎证属阳水而见身半以上肿伴寒热者，用越婢汤从汗解之，伴表虚汗出恶风者，则用防己黄芪汤固表利水；遇阳水经治水肿消退，反致津伤热结成实出现腹胀便闭者，则以大、小承气汤攻其实邪；慢性肾炎表现为脾肾阳虚之阴水者，首选真武汤，或合用五苓散温阳化气以利水。邵老重视病机活用经方治疗杂病，常能取得满意疗效。如小青龙汤在《伤寒论》中主要用于治疗"伤寒表不解，心下有水气"所引起的咳喘等病，原文中并无治"胸痛"的记载，然邵老曾用此方治疗一胸痛（胸膜炎）患者江某，男，24岁，左侧胸痛7天，伴呼吸气短，背恶寒，无发热、自汗，轻微咳嗽，舌苔正常，脉浮濡，经某医院胸透确诊为胸膜炎，邵老辨证为"外感风寒，左胸蓄水"，用解表蠲饮之小青龙汤加减治疗1周后，患者胸痛及恶寒显著减轻，仅稍感胸闷气短，后继服小青龙汤合苓桂术甘汤3剂而渐趋痊愈。

邵老在继承经方的基础上，博览唐宋至民国时期历代医家的重要著作，如《千金方》《太平惠民和剂局方》《小儿药证直诀》《内外伤辨惑论》《温病条辨》《医学衷中参西录》等，对其中的很多时方有着独到而灵活的应用经验。不论何病，经辨证，其病机与方之适应证相一致，即以此方为主加减治疗。如他运用《局方》逍遥散为主方加减治疗女性月经不调、乳腺增生、癥瘕（腹部肿块）、肝硬化腹水、特发性血小板减少性紫癜、更年期综合征、失眠、痴呆、阵发性室上性心动过速及农药中毒后遗症等多种疾病屡获良效，其关键就在于认准了诸病之病机关键是"肝失疏泄，脾失运化，肝脾失调"，掌握了逍遥散"调气和血，疏肝健脾"的组方精义。再如其以《小儿药证直诀》六味地黄汤化裁辨证治疗血小板减少性紫癜、哮喘、高血压、男性不育症等多种疑难杂病取得较好疗效，也是基于"肾水不足，虚火上炎"的核心病机和本方"滋阴补肾，补中有泻"的精妙配伍。此外，邵老还常将经方与时方合用取效，如以越婢汤合五皮饮治疗急性肾炎水肿兼外感；以四逆散和六味地黄汤合生脉饮治疗心悸伴胁痛而心阴虚者。由此可见，邵老临证选方，勤求博采，经方与时方并重，总依病情需要而定。

二、继承与创新并举

名老中医经验方是指名老中医在其一生反复临床实践的过程中所创研的药方，其药物组成相对固定，具有明确功效和使用禁忌，用于某些病症的治疗效果满意。这些经验方，具有原创性、可重复性、可继承性等特点，凝聚了医家毕生医疗经验之精华。

邵老在继承前人经验的基础上，本着提高疗效的目的，凭借其深厚的中医理论功底和丰富的临床经验，在精研古方的基础上，通过长期临床实践，不断优化组方、改进升级，最终创制出了治疗哮喘、血小板减少性紫癜、急慢性前列腺炎、癫痫、腹腔术后肠粘连等病的经验良方，经临床反复验证，疗效显著。

（一）解表化痰平喘汤

【药物组成】炙麻黄9g，杏仁9g，桂枝9g，陈皮9g，半夏9g，茯苓12g，紫苏子9g，炙甘草6g。

【临床应用】本方为小青龙汤、二陈汤和苏子降气汤化裁而成，临床用于治疗哮喘（包括西医学支气管哮喘、喘息型支气管炎）。麻黄、杏仁、桂枝为君，温散寒邪以解表，可使肺气得以宣通；内伏痰饮，故用陈皮、半夏、茯苓为臣以消痰化饮；佐甘草以增强祛痰和中健脾之力；紫苏子为使，其有助陈皮、半夏理气降逆化痰之功。本方具有温散解表，理气降逆，化痰平喘之功，邵老常用于治疗外感风寒、痰饮内伏所致的哮喘骤发，疗效显著。此外，本方经化裁，亦可用于治疗寒束痰火型及脾虚湿痰型哮喘：如外感寒邪，内有痰火，症见微恶寒，身壮热，痰稠色黄，吐之不利，舌苔干燥或色黄，脉数或滑，此寒束痰火之哮喘，本方宜减桂枝、紫苏子，加知母、贝母、生石膏以清热利痰平喘；如病程较长，由肺损及于脾，健运失司，化生痰饮上注于肺，阻塞气道，喉中痰鸣，舌苔白或腻，脉缓弱，此乃脾虚湿痰所致，治疗宜遵李士材所说"治痰不理脾胃，非其治也"，本方宜加党参、白术补中健脾，寒甚加干姜温化痰湿，则喘可自平。

对于年老病久，肾虚失纳，下元不固，动则即喘，登高加剧，此乃肾不纳气之虚喘，则应慎用或禁用本方，以免虚虚之虞。治疗当改服具有益肾气、固下元、壮水、益火治疗虚喘作用之都气丸、麦味地黄丸（肾阴虚）或金匮肾气丸（肾阳虚），坚持长期服用，缓缓图之。如病情需要，亦可作汤剂。

（二）理血养肝健脾汤

【药物组成】当归 12g，白芍 15g，生地 20g，丹皮 12g，阿胶 9g，旱莲草 12g，白术 12g，茯苓 12g，炙甘草 6g。

【临床应用】本方有补血滋肾养肝，健脾益气补中之功，主治特发性血小板减少性紫癜。特发性血小板减少性紫癜以皮肤和黏膜出血为主症，其病因虽然众多，但其病机不外肝肾阴虚，肝失其藏血功能和脾气虚弱失其统血能力，而使血液不循常道，溢于脉络之外发为本病。方中当归、白芍可补血活血，养血敛阴；生地、丹皮滋阴凉血化瘀；旱莲草、阿胶滋阴补血；白术、茯苓、炙甘草则可健脾益气补中。全方九味药物配伍，滋阴补血以养肝，使血得其藏；健脾益气而补中，使血得其统，循常道运行而不致妄行。根据临床观察，治疗特发性血小板减少性紫癜药宜甘寒，不宜温燥或苦寒，温燥伤阴，苦寒伤阳，均不利于本病。理血养肝健脾汤是长期治疗特发性血小板减少性紫癜的有效方药，既可单独应用，又可加减化裁。由于患者年龄的大小、体质的强弱、病程的长短和病情的轻重急缓不同，临床应用当随之加减。如儿童"阳常有余"，稍受时邪，则易热邪内蕴，迫血妄行发生本病，治疗宜清热凉血养阴，本方宜去白术、茯苓，加水牛角、金银花、连翘；中青年男性多因肾阴不足，虚火上炎所致本病，临床多伴鼻衄、齿龈出血，治疗宜滋阴降火，导热下行，本方宜去白术，加牛膝、白茅根、小蓟等；中青年女性多见肝郁化热，失其藏血和调节血量的能力，而发生本病，且多伴性情急躁，脉弦数，若血上溢则鼻衄、齿龈出血，若血下溢则便血或月经量多，治宜疏泻肝火，本方宜加炒栀子、柴胡等；若因思虑过度，劳伤心脾，失其主血和统血能力而发生本病，不论男女老幼，病程日久，均可出现气血两虚，而伴心悸健忘、倦怠纳减、失眠等症，治宜重补气血，本方宜去丹皮、旱莲草、生地，加熟地、黄芪、党参、远志、炒枣仁、桂圆肉、龙骨、牡蛎等。

（三）清热利湿化瘀汤

【药物组成】蒲公英30g，金银花20g，丹参20g，连翘15g，滑石15g，茯苓15g，车前子15g，当归12g，赤芍12g，莲须12g，败酱草15g，王不留行15g，穿山甲9g，甘草6g。

【临床应用】本方有清热利湿，活血化瘀之功，主治急性前列腺炎。蒲公英、金银花、败酱草、连翘苦寒清热以消炎；茯苓、滑石、车前子、莲须淡渗通利小便以祛湿；当归、赤芍、丹参活血化瘀；穿山甲、王不留行散结消肿；甘草调和诸药。合而用之，清热、利湿、化瘀之功益彰。因急性前列腺炎多见于中青年，病程短，湿热盛，采用本方疗效可靠，但由于病情轻重缓急的不同，故在用药时，要结合具体病情加减：若发热加黄芩、栀子；便秘加大黄；舌苔黄而厚加炒苍术、黄柏；小便赤浊加小蓟、白茅根；小便白浊加萆薢、石菖蒲；少腹满痛加沉香、橘皮。

（四）化瘀软坚固气汤

【药物组成】当归 12g，赤芍 12g，川芎 10g，丹参 20g，王不留行 15g，茯苓 15g，败酱草 15g，黄芪 30g，炒穿山甲 9g，甘草 6g。

【临床应用】本方具有活血化瘀，软坚固气之功，主治老年性慢性前列腺炎或前列腺增生。当归、川芎、赤芍、丹参活血化瘀；炒山甲、王不留行软坚散结；茯苓、败酱草清热利湿；黄芪升阳益气、举陷止遗；甘草调和诸药。合而用之，共奏化瘀、软坚、利湿、固气之功。本方开破之力有余，扶正之力不足，临证可视正虚之所在脏腑不同而灵活加减，如中虚下陷，加党参、白术、淮山药、柴胡、升麻；肾阴虚，加熟地、山萸肉、丹皮、知母；肾阳虚，加附子、肉桂；若高年元气大虚，可加红参、鹿角片、仙茅；小便频数，加益智仁、乌药；腰膝酸软，加菟丝子、杜仲。

（五）定痫散

【药物组成】天麻 15g，陈皮 15g，半夏 15g，云苓 20g，远志 15g，炒枣仁 25g，菖蒲 10g，朱砂 7g，琥珀 7g，白芥子 10g，全虫 15g，蜈蚣 6g，丹参 30g，胆南星 15g，钩藤 25g，僵蚕 15g。

【临床应用】本方是邵经明教授在《医学心悟》定痫丸基础上加减研制而成，具有镇肝息风，化痰通络，安神定痫之功，主治癫痫日久不愈，痰瘀互结证。临床上，不论男女老幼，凡癫痫病程较长，反复不愈者，多为痰瘀互结，用本方作散剂服用，可使顽痰陈瘀渐消缓散，邪去而正自复。本方经邵经明教授长期临床实践证实，对各型癫痫日久不愈，痰瘀互结为主者均有可靠疗效，坚持服用。如与针灸疗法配合使用，则疗效更佳。

◆ 第三节　河南邵氏针灸流派特色诊疗技术

一、"邵氏五针法"治疗哮喘的特色诊疗技术

哮喘系宿痰伏肺，因外邪、饮食、情志、劳倦等因素，致气滞痰阻，气道挛急、狭窄而发病。它是一种以发作时喉中哮鸣有声，呼吸困难，甚则喘息不得平卧为主要表现的反复发作性肺系疾病。相当于西医支气管哮喘、喘息型支气管炎、阻塞性肺气肿等。本病的病情顽固，发病率高，已成为严重危害公众健康的问题。

基于哮喘的发病机理，河南邵氏针灸流派创始人邵经明教授集五十余年临床经验，提出以针刺肺俞（双）、大椎、风门（双）三穴为主治疗哮喘的方法，冠名以"邵氏五针法"。

（一）诊断

1. 疾病诊断

（1）中医诊断：参照中华中医药学会发布《中医内科常见病

诊疗指南》（ZYYXH/T4 ~ 49—2008）。

★ 发作时喉中哮鸣有声，呼吸困难，甚则张口抬肩，不能平卧，或口唇指甲紫绀，呈反复发作性。

★ 两肺可闻及哮鸣音，或伴有湿啰音。

★ 有过敏史或家族史。

★ 常因气候突变、饮食不当、情志失调、劳累等因素诱发。发作前多有鼻痒、喷嚏、咳嗽、胸闷等先兆。

★ 理化检查：血嗜酸性粒细胞可增高；痰液涂片可见嗜酸细胞；胸部 X 线检查一般无特殊改变，久病可见肺气肿征。

（2）西医诊断：参照中华医学会呼吸病学分会哮喘学组 2008 年制定的《支气管哮喘防治指南》。

★ 反复发作喘息、气急、胸闷或咳嗽，多与接触变应原、冷空气、物理、化学性刺激以及病毒性上呼吸道感染、运动等有关。

★ 发作时双肺可闻及散在或弥漫性、以呼气期为主的哮鸣音，呼气相延长。

★ 上述症状和体征可经治疗缓解或自行缓解。

★ 除外其他疾病所引起喘息、气急、胸闷和咳嗽。

★ 临床表现不典型者（如无明显喘息或体征），应至少具备以下 1 项试验阳性：①支气管激发试验或运动激发试验阳性；②支气管舒张试验阳性 FEV_1 增加 ≥ 12%，且 FEV_1 增加绝对值≥200ml；③呼气流量峰值（PEF）日内（或2周）变异率≥20%。

符合第1～4条或第4条、第5条者，可以诊断为哮喘。

2．证候诊断

（1）发作期

★ 冷哮证：喉中哮鸣有声，胸膈满闷，咳痰色白，面色晦滞，或有恶寒、发热、身痛。舌质淡，苔白滑，脉浮紧。

★ 热哮证：喉中哮鸣如吼，气粗息涌，胸膈烦闷，呛咳阵作，痰黄黏稠，面红，伴有发热、心烦口渴。舌质红，苔黄腻，脉滑数。

★ 风哮证：时发时止，发时喉中哮鸣有声，反复发作，止时又如常人，发病前多有鼻痒、咽痒、喷嚏、咳嗽。舌淡苔白，脉浮紧。

★ 虚哮证：反复发作，甚者持续喘哮，咯痰无力，声低气短，动则尤甚，口唇爪甲紫绀。舌质紫暗，脉弱。

（2）缓解期

★ 肺脾两虚证：平素自汗，恶风，常易感冒，每因气候变化而诱发，或倦怠无力，食少便溏，每因饮食不当而引发，发病前喷嚏频作，鼻塞流涕。舌苔薄白，脉濡。

★ 肺肾气虚证：平素气息短促，动则为甚，腰酸腿软，脑转耳鸣，不耐劳累，下肢欠温，小便清长。舌淡，脉沉细。

（二）治疗方案

1. 针刺

【主穴】肺俞，大椎，风门（图2-3-1）。

【配穴】外感诱发配合谷；咳甚配尺泽、太渊；痰多配足三里、中脘；痰壅气逆配天突、膻中；虚喘配肾俞、关元、太溪；心悸配心俞或厥阴俞、内关；口干咽燥配鱼际；体虚易感冒配足三里。

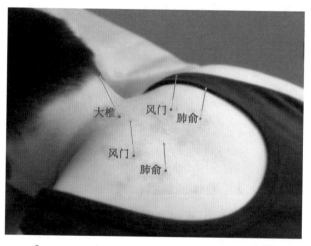

图2-3-1 "邵氏五针法"治疗哮喘主穴操作

【操作】

（1）针具器械：选用一次性针灸针（规格为0.35mm×25mm、0.35mm×40mm、0.35mm×50mm）、棉签、75%酒精、碘伏、医用盘。

（2）体位：采取端坐位，或卧位。

（3）消毒：选好穴位后，用酒精或碘伏棉签进行严格消毒。

（4）进针

大椎、尺泽、关元选用1.5寸（40mm）毫针，直刺，刺入1～1.2寸。

肺俞、风门、心俞、厥阴俞、肾俞、中脘选用1寸（25mm）毫针，直刺，刺入0.5～0.8寸。

合谷、太渊、内关、鱼际、太溪选用1寸（25mm）毫针直刺，合谷、内关、鱼际、太溪刺入0.5～0.8寸，太渊穴刺入0.3～0.5寸。

足三里选用2寸（50mm）毫针，直刺，刺入1.2～1.5寸。

天突选用1.5寸（40mm）毫针，先直刺0.2寸，然后将针尖转向下方，紧靠胸骨后方刺入，进针1～1.2寸，用小幅度提插捻转行针法，得气后不留针，即将针起出。

膻中选用1.5寸（40mm）毫针，采用沿皮向下平刺法，刺入1～1.2寸。

（5）行针：行针时除太渊以捻转为主、提插为辅外，其他诸穴均采用提插捻转相结合的行针手法。

根据针刺部位，行针时上下提插幅度为0.3～0.5寸，向前向后捻转角度在360°以内。一般向下插时，拇指向前，向上提时，拇指向后，对敏感者上述动作操作3次，一般患者操作5～6次。在得气基础上采用提插捻转虚补实泻法操作。针刺操作时用力要柔和、均匀，切勿大幅度提插、捻转。

每次留针 30 分钟，每隔 10 分钟行针一次。

（6）疗程：每日 1 次，10 次为一个疗程。疗程间隔 3 ~ 5 日。

2. 灸法

在上述三主穴上施以艾条温和灸（图 2-3-2），每次施灸 30 分钟，或用温灸箱施灸。首先将艾条截成四段，点燃两端后均匀摆放在温灸箱内的金属网上，然后将温灸箱置于患者肺俞、大椎、风门穴部位，并用布巾将温灸箱完全罩住，以防止热力散失。待艾条完全燃尽，患者无温热感为度。每日 1 次，10 次为一个疗程。

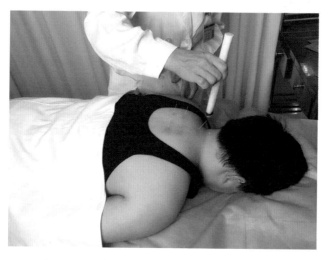

图 2-3-2 "邵氏五针法"治疗哮喘艾灸操作

3. 拔罐

一般于针后在大椎、肺俞各加拔一大号火罐，留罐 10 分钟

（图2-3-3）。每日1次，10次为一个疗程。（视频14）

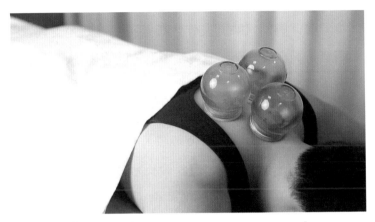

图2-3-3 "邵氏五针法"治疗哮喘拔罐操作

（三）禁忌证

1. 施针局部有感染、溃疡、瘢痕、肿瘤的患者。

2. 合并严重肺心病、肺癌及心脑血管、肝、肾和造血系统等严重危及生命的原发性疾病以及精神病患者。

视频14 "邵氏五针法"治疗哮喘

典型验案 ....

吴某，男，20岁，1996年5月23日初诊。主诉：喘咳

12年，加重2年。12年前因受凉感冒而引发胸闷气喘，经治疗病情缓解。之后时有发作，尤其近2年病情有所加重，每遇感冒，闻及异味，胸闷气喘即发作，在某医院诊断为支气管哮喘，经常服用氨茶碱、泼尼松、麻黄碱苯海拉明等药物，虽可暂缓症状，但终不能控制哮喘的反复发作。此次哮喘发作持续月余，口服西药及输液疗效均不显著，故来就诊。视其面黄肌瘦，呼吸急促，喘息抬肩，喉中痰鸣，痰稠色黄，咯吐不利，舌暗淡少津，脉数稍滑。两肺听诊满布哮鸣音。诊断为哮喘之热哮，治宜宣肺理气，化痰平喘，取肺俞、大椎、风门，大椎选用1.5寸毫针刺入1寸，肺俞、风门选用1寸毫针，刺入0.5寸，针刺得气后即觉胸闷减轻，呼吸改善，留针30分钟。起针后患者胸闷气喘大减，肺部听诊虽有好转，但哮鸣音尚未消失。以此法连治5次，喘平，哮鸣音消失。前后共针治2个疗程20次，诸症消失。为巩固疗效，连治3年，每至三伏天连针2个疗程。随访5年哮喘未发作。

二、脑性瘫痪的特色诊疗技术

脑性瘫痪是指脑损伤所致的非进行性中枢性运动功能障碍，是一组持续存在的中枢性运动和姿势发育障碍、活动受限症候群。属于中医学"五迟""五软""五硬""胎怯"的范畴，中医学认为本病多因先天不足、肝肾亏损或后天失养、气血虚弱所致。主要由围产期和出生前各种原因引起颅内缺氧、出血等所致，如母孕期感染、胎儿窘迫、新生儿窒息、早产、脑血管疾病或全身出血性疾病等。脑性瘫痪的运动障碍常伴有感觉、知觉、认知、交流和行为障碍，以及癫痫和继发性肌肉、骨骼问题。

脑性瘫痪为难治之症，临床治疗常中西医多种方法结合运用。西医疗法包括康复、药物、生物、手术等。中医疗法包括针刺、按摩、点穴、药物、食疗等。临证要根据患儿的体质、年龄、病情及疾病所处的不同阶段而采用适宜的治疗方法。辨证施治是中医学的精髓，指导针灸处方的选穴和配穴，因此，临证应根据患儿具体情况而采用不同的针灸处方及手法。由于脑性瘫痪属于顽疾，治疗周期较长，起效较慢，而目前治疗脑性瘫痪尚无行之有效的方法，给家庭和社会带来了沉重的经济负担。因此，寻求一种安全、有效、无毒副作用的治疗脑性瘫痪的方法，就显得非常迫切和必要。

河南邵氏针灸流派创始人邵经明教授基于脑性瘫痪的发病机理，集50余年的临床经验总结，提出了以百会、四神聪为主穴的"邵氏两穴五针法"治疗脑性瘫痪，经大量的临床实践证实，具有安神益智，补益脑髓的作用，且安全、有效、价廉、无副作用，有较高的临床推广价值。

（一）诊断

1. 疾病诊断

（1）中医诊断：参照普通高等教育中医药类规划教材《中医儿科学》第6版（王萍芬主编，上海科学技术出版社，2007年）。

★ 小儿 1 ~ 2 岁还不能站立、行走，不会说话。

★ 小儿周岁左右头项软弱下垂，手臂不能握举或握之不紧，不能立、不能行，或立之不久，行之不远，肌肉松软无力。

★ 肢体强硬而不柔，拘急挛缩。

★ 有孕期调护失宜、药物损害、产伤、窒息、早产及喂养不当史。

（2）西医诊断：参照《实用儿科学》第 7 版（诸福棠主编，人民卫生出版社，2005 年），新世纪全国高等医药院校规划教材《中西医结合儿科学》第 1 版（王雪峰主编，中国中医药出版社，2005 年）。

★ 引起脑性瘫痪（简称脑瘫）的脑损伤为非进行性。

★ 引起运动障碍的病变部位在脑部。

★ 症状在婴儿期出现。

★ 有时合并智力障碍、癫痫、感知觉障碍及其他异常。

★ 除外进行性疾病所致的中枢性运动障碍及正常小儿暂时性的运动发育迟缓。

（3）临床分型

1）根据临床表现分型（2014 年郑州会议分型）

★ 痉挛型：以锥体系受损为主，表现为受累肌群张力增高。

★ 不随意运动型：以锥体外系受损为主，不随意运动增多，表现为手足徐动、舞蹈样动作、肌张力不全、震颤等。

★ 共济失调型：以小脑受损为主，表现为肌肉收缩能力低下，肌肉收缩速度较慢，定向和定距能力低下，而且肌肉收缩不准确，从而不能进行正确的动作。行走步基宽，脚的着力点往往放在脚跟上，腰椎常过度前弯，躯干与四肢不协调，左右摇摆不定或向一侧倾斜，不能沿直线前进，蹒跚而行，仿佛酒后的醉酒步态，此步态睁、闭眼时差异不大，手的定向力较差，指鼻试验、跟－膝－胫试验都难以完成。

★ 肌张力低下型：往往是其他类型的过渡形式，表现为缺乏抗重力伸展能力，患儿呈低紧张状态，自主运动功能低下，抬头、坐位都很困难。

★ 混合型：脑瘫各型的典型症状混合存在。实际上是以痉挛型和不随意运动症状混合，或三种不同特征症状混合。

2）根据部位分型

★ 四肢瘫：四肢受累，上下肢相似。

★ 偏瘫：半侧肢体受累。

★ 双瘫：四肢受累，上肢轻，下肢重。

★ 单肢瘫：单个肢体受累。

★ 三肢瘫：三个肢体受累。

2. 证候诊断

（1）肝肾不足证：运动发育落后，站立行走不稳，伴筋脉拘急，关节活动不利，易惊，目无神采，面色无华，疲倦喜卧，智力低下。舌质淡，舌苔少，脉沉细无力，指纹淡。

（2）心脾两虚证：筋骨痿软，头项无力，不能抬举或挺而不坚；精神倦怠，智力不全，神情呆滞，语言发育迟缓，流涎，食欲不振，大便溏泄。舌淡，苔白，脉细弱，指纹淡。

（3）痰瘀阻络证：自出生后反应迟钝，智力低下；关节强硬，肌肉软弱，动作不自主，或有癫痫发作，肌肤甲错，毛发枯槁，口流痰涎，吞咽困难，失语，痴呆。舌淡，舌边有瘀斑，苔黄腻，脉弦滑或涩。

（二）治疗方案

【主穴】百会，四神聪（图2-3-4）。

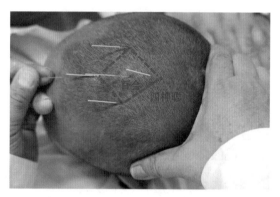

图2-3-4 "邵氏两穴五针法"治疗脑性瘫痪头针主穴操作

【配穴】

（1）肝肾不足证：配运动区、本神、神庭、肝俞、肾俞、廉泉、三阴交、悬钟、夹脊。

运动区：上点在前后正中线中点向后移0.5cm处，下点在眉枕线和鬓角发际前缘相交处。上下两点的连线即为运动区。将运动区划分为 5 等分，上 1/5 为下肢和躯干运动区，中 2/5 为上肢运动区，下 2/5 为面部运动区。

（2）心脾两虚证：配言语二区、言语三区、足运感区、心俞、脾俞、足三里、内关、中脘、天枢、哑门、廉泉、地仓。

言语二区：相当于顶叶角回部，以顶骨结节后下方 2cm 处为起点，向后引平行于前后正中线的 3cm 长的直线为该区。

言语三区：晕听区中点向后引 4cm 长的水平线为该区。

足运感区：从前后正中线的中点左右各旁开 1cm，向后引 3cm 长的直线。

（3）痰瘀阻络证：配血海、中脘、丰隆、膈俞等。

（4）视力障碍：配视区。眼内斜配攒竹透鱼腰、瞳子髎；眼外斜配攒竹透睛明；竖头不稳配颈夹脊。

视区：从枕骨粗隆顶端左右各旁开 1cm 处，向上引平行于前后正中线的 4cm 长的直线。

（5）智力低下：配神庭、本神、脑户、脑空。

（6）运动障碍：配运动区（参考肝肾不足证）。

（7）听力障碍：配晕听区。

晕听区：位于头部，自耳轮尖向上 1.5cm 处，向前后各引 2cm 长的水平线为该区。

（8）语言障碍：配言语二区、言语三区、哑门（参考心脾两虚证）。

（9）走路不稳：配平衡区。

平衡区：沿枕外粗隆顶端水平线，旁开前后正中线3.5cm，向下引垂直线4cm。

（三）针刺操作

【操作前准备】

（1）针具器械：选用一次性针灸针0.5寸（规格为0.30mm×13mm）、1寸（规格为0.30mm×25mm）、1.5寸（规格为0.30mm×40mm）、棉签、75%酒精、碘伏、医用盘。

（2）体位：头针采取抱坐位，体针采取俯卧位及仰卧位。

（3）消毒：选好穴位后，用酒精或碘伏棉签进行严格消毒。

【进针】

（1）头部针刺

百会、四神聪：选用1寸毫针，针尖向后平刺0.6～0.8寸。

神庭、本神：选用1寸毫针，针尖向后平刺0.6～0.8寸（图2-3-5）。

脑户、脑空：选用1寸毫针，针尖向下平刺0.6～0.8寸（图2-3-6）。

哑门：选用1寸毫针，针尖向下颌方向缓慢刺入0.5～0.6寸。

廉泉：选用1寸毫针，针尖向舌根方向斜刺0.3～0.6寸（图2-3-7）。

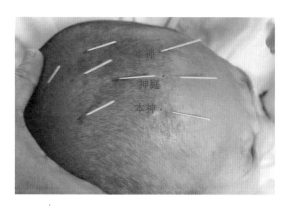

图 2-3-5 │"邵氏两穴五针法"治疗脑性瘫痪神庭、本神操作

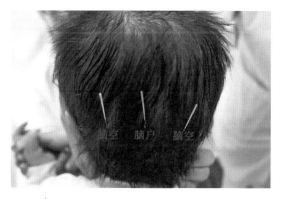

图 2-3-6 │"邵氏两穴五针法"治疗脑性瘫痪脑户、脑空操作

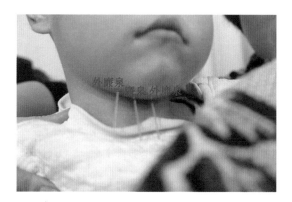

图 2-3-7 │"邵氏两穴五针法"治疗脑性瘫痪廉泉、外廉泉操作

运动区：选用 1 寸毫针 6 支，分别向两侧前下方采用接力平刺 0.6 ~ 0.8 寸。

晕听区：选用 1 寸毫针，针尖向后平刺 0.6 ~ 0.8 寸。

言语二区：选用 1 寸毫针，针尖向下平刺 0.6 ~ 0.8 寸。

言语三区：选用 1.5 寸毫针，针尖向后平刺 1.0 ~ 1.2 寸。

平衡区：选用 1 寸毫针，针尖向下平刺 0.6 ~ 0.8 寸。

足运感区：选用 1 寸毫针，针尖向后平刺 0.6 ~ 0.8 寸。

（2）体穴速刺

督脉经穴、华佗夹脊穴，选用 0.5 寸毫针，排刺 0.3 ~ 0.5 寸不留针。

腰以下至下肢后侧穴位：环跳、秩边、殷门、委中、承山、昆仑，选用 1 寸毫针，点刺 0.5 ~ 0.6 寸不留针。

上肢：肩髃、肩髎、臂臑、臑会，选用 1 寸毫针，点刺 0.5 ~ 0.6 寸不留针。

大腿前侧：髀关、伏兔、血海、梁丘，选用 1 寸毫针，点刺 0.5 ~ 0.6 寸不留针。

（3）体穴留针

瞳子髎选用 1 寸毫针，向外平刺 0.3 ~ 0.6 寸。

攒竹选用 1 寸毫针，透刺睛明穴 0.2 ~ 0.3 寸。

上肢取曲池、外关、合谷，选用 1 寸毫针，直刺 0.6 ~ 0.8 寸（图 2-3-8）。

下肢取足三里、阳陵泉、悬钟、解溪、丘墟、太冲，选用 1 寸毫针，直刺 0.6 ～ 0.8 寸（图 2-3-9）。

背部取肝俞、肾俞、脾俞、心俞、膈俞，选用 0.5 寸毫针，均向脊柱斜刺 0.3 ～ 0.5 寸；腰奇选用 1 寸毫针向上平刺 0.8 ～ 1.0 寸。

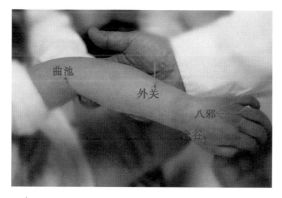

图 2-3-8 ｜ "邵氏两穴五针法"治疗脑性瘫痪上肢功能障碍穴位操作

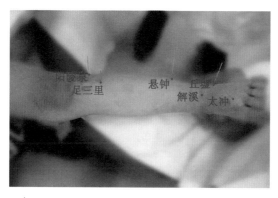

图 2-3-9 ｜ "邵氏两穴五针法"治疗脑性瘫痪下肢功能障碍穴位操作

【留针与行针】

头部穴位留针时间 60 分钟，每 15 分钟行针一次；体穴留针 30 分钟，每隔 10 分钟行针一次；行针时均采用提插捻转行针手法。对合并癫痫、肌张力高的患儿，体穴采用静留针法，不行针。

（四）禁忌证

1. 施针局部有感染、溃疡、瘢痕、肿瘤的患者。

2. 合并癫痫的患儿慎用。

（五）预防与调护

1. 宣传优生优育知识，禁止近亲结婚，婚前、孕期进行健康检查，以避免生育遗传性疾病患儿。

2. 孕妇注意养胎、护胎，加强营养，不乱服药物。

3. 婴儿应加强营养，科学喂养，注意防治各种急、慢性疾病。

4. 加强日常生活能力的训练，逐渐培养患儿自理能力。

5. 经常按摩痿软肢体，防止肌肉萎缩。

6. 指导家长掌握正确的抱姿及患儿的睡姿、穿脱衣方法、喂食方法和生活自理能力训练等。

7. 根据患儿家长的心理状况，给予有针对性的初步心理疏导。

8. 加强安全防范，防止患儿在治疗、训练中发生意外损伤。

📄 **典型验案** ....

谢某某，女，3岁，2016年5月17日初诊。代诉：脑瘫3年。出生时难产，生后1周内哭声微弱，不会吸吮，经当地医院诊断为"小儿脑性瘫痪"。患儿在某医院进行康复治疗，平素服用药物（不详），效果不理想，故来就诊。刻诊：智力低下，不会言语，发育迟缓，流涎，肢体僵直、屈伸不利，不能独自站立，存在交叉剪刀步态。查体：肌张力高，舌质淡嫩，苔少，脉沉细无力，指纹淡。诊断为小儿脑性瘫痪，证属肝肾不足。治宜滋补肝肾，增智开窍通络。取穴：百会、四神聪、本神、神庭，选用1寸毫针，针尖向后平刺0.8寸；运动区：选用1寸毫针，针尖向两侧前下方平刺0.8寸；言语二区：选用1寸毫针，针尖向下平刺0.6寸；言语三区：选用1.5寸毫针，针尖向后平刺1.2寸；平衡区：选用1寸毫针，针尖向下平刺0.8寸；脑户、脑空穴选用1寸毫针，针尖向下平刺0.8寸；哑门选用1寸毫针，针尖向下颌方向缓慢刺入0.6寸。以上诸穴均留针60分钟，每15分钟行针一次。体穴速刺：督脉经穴、华佗夹脊穴，选用0.5寸毫针，排刺0.3～0.5寸不留针；腰部至下肢后侧穴：环跳、秩边、殷门、委中、承山、昆仑，选用1寸毫针，点刺0.5～0.8寸不留针；上肢：肩髃、肩髎、臂臑、臑会，选用1寸毫针，点刺0.6寸不留针；大腿前侧：髀关、伏兔、血海、梁丘，选用1寸毫针，点刺0.6寸不留针；体穴留针：上肢取曲池、外关、合谷，选用1寸毫针，直刺0.6～0.8寸；下肢取足三里、阳陵泉、悬钟、解溪、丘墟、太冲，选用1寸毫针，直刺0.5～0.8寸；背腰部取肝俞、肾俞，选用0.5寸毫针，针尖向脊柱方向斜刺 0.3 寸。以上诸穴均采用静留针法，不行针，留针 30 分钟。廉泉选用 1 寸毫针，针尖向舌根方向斜刺 0.6 寸不留针。每日 1 次，10 次为一个疗程，休息 5 天后进行第二疗程治疗。治疗 1 个月后，上下肢肌张力较前减低，仍存在轻度剪刀步态。3 个月后神志及运动功能明显改善，言语增多且较前清晰。5 个月后能独立行走数步。

三、"邵氏五针法"治疗中风失语症的特色诊疗技术

中风后失语症是脑血管病变引起的一种后天获得性言语障碍，多因脑出血或脑缺血引起位于大脑优势半球皮质的语言中枢或皮质间传导通路损伤所致，给患者造成不同程度的语言表达、书写、理解、命名障碍，严重影响患者的日常生活质量。因此，改善患者失语症状对提高患者的生活质量有着重要意义。

在继承邵经明教授学术思想的基础上，结合邵素菊教授多年的临证体会，为进一步发扬"邵氏五针法"在脑病方面的优势和特色，总结出了以心俞（双）、百会透颔厌（双）、廉泉为主穴治疗中风失语症的"邵氏五针法"，临床实践证明疗效满意。

（一）诊断

1. 疾病诊断

（1）中医诊断：中风病的诊断参照 1996 年 1 月国家中医药管理局脑病急症协作组公布的《中风病诊断和疗效评定标准》（试行），若有言语謇涩或不语者即可诊断为中风失语症。

★ 主症：偏瘫，神识昏蒙，言语謇涩或不语，偏身感觉异常，口舌歪斜。

★ 次症：头痛，眩晕，瞳神变化，饮水发呛，目偏不瞬，共济失调。

★ 起病方式：急性起病，发病前多有诱因，常有先兆症状。

★ 发病年龄：多在 40 岁以上。

具备2个主症以上，或1个主症2个次症，结合起病、诱因、先兆症状、年龄即可确诊；不具备上述条件，结合影像学检查结果亦可确诊。

（2）西医诊断

1）脑卒中的诊断参照 1995 年中华医学会第四届全国脑血管病学术会议所定《各类脑血管疾病诊断要点》中脑卒中的诊断标准。

★ 患者有脑梗塞或脑出血病史，有颈内动脉系统和（或）椎－基底动脉系统症状和体征，有失语，伴偏瘫和其他神经系统局灶症状；

★ 颅脑 CT 或 MRI 诊断为脑梗死或脑出血。

2）失语症的诊断标准配合采用西方失语症成套测验（Western aphasia battery，WAB）。

2．证候诊断

（1）气虚血瘀证：半身不遂，肢体软弱，偏身麻木，舌强语

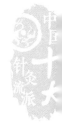

謇，手足肿胀，面色淡白，气短乏力，心悸自汗。舌质黯淡，苔薄白或白腻，脉细缓或细涩。

（2）肾精亏虚证：半身不遂，肢体麻木，舌强语謇，心烦失眠，眩晕耳鸣，手足拘挛或蠕动。舌红或黯淡，苔少或光剥，脉细弦或数。

（3）痰热闭窍证：半身不遂，口舌歪斜，舌强不语，口黏痰多，腹胀便秘，午后面红烦热。舌红，苔黄腻或灰黑，脉弦滑大。

（4）风痰闭阻证：半身不遂，口舌歪斜，舌强语謇，肢体麻木或手足拘急，头晕目眩。舌苔白腻或黄腻，脉弦滑。

（二）治疗方案

【主穴】心俞，百会透颔厌，廉泉。

【辅穴】金津、玉液、舌尖、中冲刺血。

【配穴】气虚血瘀证加足三里、三阴交；肾精亏虚证加照海、肾俞；痰热闭窍证加曲池、足三里；风痰闭阻证加风池、丰隆。

【操作】

（1）针具器械：选用一次性针灸针（规格为0.30mm×25mm、0.30mm×50mm）、棉签、碘伏、医用盘、采血针、一次性手套、纱布。

（2）体位：采取侧卧位或端坐位。

（3）消毒：选好腧穴后，用碘伏棉签进行严格消毒。

（4）进针、行针与补泻：百会向颔厌方向用2寸（50mm）毫针平刺、透刺1.5～1.8寸，行200转／分的快速捻转泻法（图2-3-10）；心俞、照海、肾俞选用1寸（25mm）毫针，直刺进针0.5～0.8寸，行捻转补法，局部以有酸胀针感为度（图2-3-11）；廉泉选用2寸（50mm）毫针，先向舌根方向刺入1.5～1.8寸，得气后右手拇、食指行搓针催气法，向前搓捻针柄3次，使针下出现沉紧涩滞感时，牵拉针柄做轻微提抖6次，使局部产生酸胀感，然后将针缓缓提至皮下，以45°角依次斜向金津、玉液两方向，做同样的搓捻、提抖手法，最后将针提至皮下，重新刺入廉泉方向，继续留针候气（图2-3-12）。

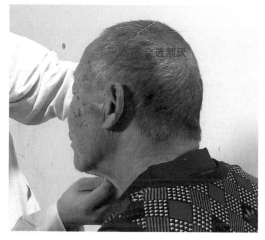

图2-3-10 ｜ "邵氏五针法"治疗中风失语症百会透颔厌操作

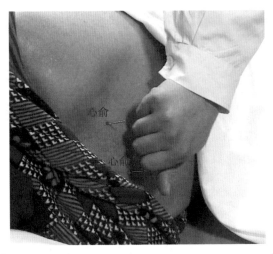

图 2-3-11 "邵氏五针法"治疗中风失语症心俞操作

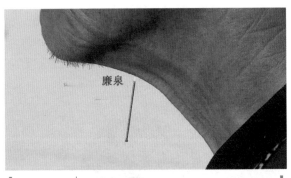

图 2-3-12 "邵氏五针法"治疗中风失语症廉泉操作

　　三阴交、足三里选用2寸（50mm）毫针，直刺进针 1.2~1.5寸，行提插捻转补法；曲池、丰隆选用2寸（50mm）毫针，直刺进针1.2~1.5寸，行提插捻转泻法；风池选用2寸（50mm）毫针，向鼻尖方向直刺1~1.5寸，行捻转泻法。

　　（5）时间与疗程：留针30分钟，期间行针3次后出针。每日1次，10次为一个疗程。疗程间隔3~5日。

（6）刺血：若见舌下络脉瘀紫者，或失语久病者，可配合金津、玉液、舌尖、中冲点刺出血（图2-3-13）。每周1～2次，5次为一个疗程。（视频15）

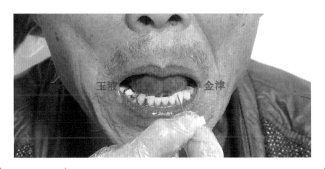

图 2-3-13 ｜ "邵氏五针法"治疗中风失语症金津、玉液点刺操作

（三）禁忌证

1. 施针局部有感染、溃疡、瘢痕、肿瘤的患者。

2. 惧针者及合并严重肺心病、肺癌及心脑血管、肝、肾和造血系统等严重危及生命的原发性疾病以及精神病患者。

▶ 视频 15 ｜ "邵氏五针法"治疗中风失语症

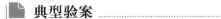 **典型验案**

孙某，女，59岁，2017年6月28日初诊。主诉：左侧肢

体活动不利伴言语謇涩、吞咽困难半月余。患者 16 天前在当地医院行痔疮手术后出现反应迟钝，言语不利，左侧肢体无力，即查头颅 CT 提示脑梗死，急转至市中心医院治疗，MRI 提示右侧侧脑室旁脑梗死，MRA 提示右侧大脑中动脉狭窄，予依达拉奉等药静脉滴注，经治疗后上述症状明显缓解，现为求进一步系统治疗，前来就诊。查体：神志清，精神良好，言语不清，复述差，理解力、计算力、定向力、记忆力欠佳，坐位平衡三级，立位平衡二级，Brunnstrom 分级：左上肢 – 左手 – 左下肢分别为 5-5-4 期。左侧肌张力正常，左侧肌力 4 级。四肢深浅感觉基本正常，洼田饮水试验 5 级，ADL 85 分。中医诊断为中风气虚血瘀证；西医诊断为脑梗死。治则：温阳补气，活血化瘀。选穴：心俞、百会透颔厌、廉泉、足三里、三阴交。心俞选用 1 寸毫针，直刺进针 0.5 寸，行捻转补法，局部以有酸胀针感为度；三阴交、足三里选用 2 寸毫针，直刺进针 1.5 寸，行提插捻转补法；百会向颔厌方向用 2 寸毫针平刺、透刺 1.8 寸，行 200 转 / 分的快速捻转泻法；廉泉选用 2 寸毫针，先向舌根方向刺入 1.5 寸，得气后右手拇、食指行搓针催气法，向前搓捻针柄 3 次，使针下出现沉紧涩滞感时，牵拉针柄做轻微提抖 6 次，使局部产生酸胀感，然后将针缓缓提至皮下，以 45°角依次斜向金津、玉液两方向，做同样的搓捻、提抖手法，最后将针提至皮下，重新刺入廉泉方向，继续留针候气。经治疗半个月后，患者认知、言语功能逐渐恢复，可复述及表达自己的意愿，吞咽功能有明显改善，为进一步取效，在前方基础上加内关、照海针治，治疗 1 周后，患者言语、吞咽功能明显改善，基本恢复正常。

四、"理肺调肠法"治疗泄泻的特色诊疗技术

泄泻是因感受外邪、饮食内伤、脏腑虚衰、情志失调或他病累及等原因导致脾失健运，湿邪内盛，水谷不化，清浊不分，并走大肠而发。它是一种以排便次数增多，粪质稀溏或完谷不化，甚至泻出如水样为主要表现的内科常见病证。常见于西医学的急慢性胃肠炎、肠易激综合征、炎症性肠病、肠结核、胆囊切除术后、肿瘤放化疗后等。泄泻有急慢性之分，急性泄泻发病急，病程短，若失治误治可转为慢性泄泻；慢性泄泻病程长，易反复，可造成患者抵抗力下降，引起电解质紊乱，继发感染或他病。据调查显示，慢性泄泻门诊就诊量逐年增加，因此治疗本病和预防其复发，对于促进人们身心健康及提高生活质量，具有极其重要的意义。

基于"肺与大肠相表里"的脏腑经络理论及泄泻的发病机理，将河南邵氏针灸流派创始人邵经明教授的特色针法——"邵氏五针法"治疗肺系病症的范围进行拓展研究，运用理肺与调肠相结合的方法治疗泄泻疗效显著，故冠名"理肺调肠法"。通过大量临床实践验证了本法具有起效迅速、疗效持久等优势，值得推广。

（一）诊断

1. 疾病诊断

中医诊断：参照中华中医药学会发布《中医内科常见病诊疗指南》（ZYYXH/T29—2008）。

★ 以粪质清稀为诊断的主要依据。或大便次数增多，粪质清稀，甚则如水样；或次数不多，粪质清稀；或泻下完谷不化。常先腹胀、腹痛，旋即泄泻。

★ 暴泻起病急，泻下急迫而量多；久泻起病缓，泻下势缓而量少，且有反复发作病史。

2. 证候诊断

（1）寒湿困阻证：泻下清稀，甚至如水样，伴腹痛肠鸣，脘闷食少；或见恶寒发热，鼻塞头痛，肢体酸痛。舌苔薄白或白腻，脉濡缓。

（2）湿热蕴肠证：泻下急迫，泻如水样，或泻而不爽，大便色黄而臭，伴腹痛，烦热口渴，小便短赤，肛门灼热。舌质红，苔黄腻，脉濡数或滑数。

（3）饮食停滞证：泻下粪便臭如败卵，夹有不消化之物，腹痛肠鸣，泻后痛减，伴脘腹痞满，嗳腐酸臭，不思饮食。舌苔垢浊或厚腻，脉滑。

（4）肝气乘脾证：泄泻腹痛，每遇抑郁恼怒或情绪紧张而诱发，腹痛欲泻，泻后痛减，平素多伴胸胁胀闷，嗳气食少，矢气频作。舌苔薄白或薄腻，脉细弦。

（5）脾胃虚弱证：大便时溏时泻，反复发作，饮食稍有不慎，大便次数增多，可见完谷不化，伴饮食减少，脘腹胀闷不舒，面色少华，肢倦乏力.舌质淡，苔白，脉细弱。

（6）肾阳虚衰证：泄泻多在黎明之前，脐腹作痛，继则肠鸣而泻，完谷不化，泻后则安，伴形寒肢冷，腹部喜暖，腰膝酸软。舌质淡，苔白，脉沉细。

（二）治疗方案

1. 针刺

【主穴】肺俞，大椎，风门，大肠俞，天枢，足三里（图2-3-14，图2-3-15）。

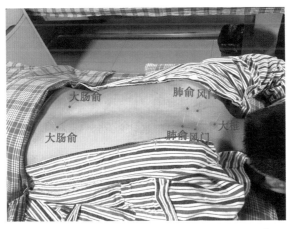

图2-3-14 ｜ "理肺调肠法" 治疗泄泻主穴操作 ｜

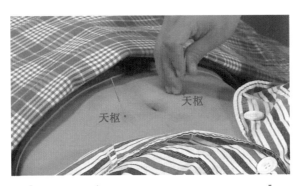

图2-3-15 ｜ "理肺调肠法" 治疗泄泻主穴操作 ｜

【配穴】寒湿困阻证配气海、关元；湿热蕴肠证配中脘、阴陵泉；饮食停滞证配建里、梁门；肝气乘脾证配三阴交、太冲；脾胃虚弱证配脾俞、胃俞；肾阳虚衰证配肾俞、命门。

【操作】

（1）针具器械：选用一次性针灸针（规格为0.25mm×25mm、0.25mm×40mm）、无菌棉签、碘伏。

（2）体位：采取俯卧位或仰卧位。

（3）消毒：选好穴位后，用碘伏棉签进行严格消毒。

（4）进针

大椎、天枢、气海、关元、中脘、建里、阴陵泉、足三里、三阴交选用1.5寸（40mm）毫针直刺，刺入1～1.2寸。

梁门、肺俞、风门、大肠俞、脾俞、胃俞、肾俞、命门、太冲选用1寸（25mm）毫针直刺，刺入0.5～0.8寸。

（5）行针：均采用提插捻转相结合的行针手法。

根据针刺部位，行针时上下提插幅度为0.3～0.5寸，向前向后捻转角度在360°以内。针向下插时，拇指向前，针向上提时，拇指向后，一般操作5～6次，对敏感者上述动作操作3次，在得气基础上采用提插捻转虚补实泻操作。针刺操作时用力要柔和、均匀，切勿大幅度提插、捻转。

每次留针30分钟，每隔10分钟行针一次，每日1次，10次为一个疗程。疗程间隔3～5日。

国家中医药管理局厘定中国十大针灸流派

2．拔罐

（1）物品准备：3 号火罐、95% 酒精棉球、止血钳、打火机、盛水污物缸。

（2）体位：采取俯卧位。

（3）拔罐：用止血钳夹取酒精棉球，打火机点燃后，采用闪火法将火罐拔于大椎、风门、肺俞、肾俞、大肠俞上，将点燃的酒精棉球放于盛水的污物缸中熄灭。

每次留罐 10 分钟，每日 1 次，10 次为一个疗程。

3．艾灸

（1）物品准备：艾条、艾箱、打火机。

（2）体位：采取俯卧位或仰卧位。

（3）艾灸：用打火机点燃艾条，放入艾灸箱内进行艾灸，肾阳虚衰者灸腰骶部，脾胃虚弱、寒湿困阻者灸脘腹部。

每次灸 30 分钟，每日 1 次，10 次为一个疗程。（视频 16）

4．穴位贴敷

（1）药物：乌梅肉、炒白术、煨诃子、黄连、细辛等。

（2）操作：将中药研成细末，用生姜汁调和成干稀适中的药泥，将药泥均匀涂抹于穴位贴中，贴敷在肺俞、大椎、风门、大肠俞、天枢、足三里上。

每次贴敷 2 ~ 4 小时，每 10 天贴敷一次。5 次为一个疗程。贴敷期间清淡饮食，忌食辛辣刺激、发物等。适用于小儿慢性泄

泻或成人久泻惧针者。

（三）禁忌证

1. 施针局部有感染、溃疡、瘢痕、肿瘤的患者。

2. 合并严重肺心病、肺癌及心脑血管、肝、肾和造血系统等严重危及生命的原发性疾病以及精神病患者。

▶ 视频16 | "理肺调肠法"治疗泄泻

📄 **典型验案**

李某某，男，59岁，2015年10月17日初诊。主诉：慢性腹泻2年，加重1个月。患者2年前进食生冷后出现腹痛、腹泻，大便每日3～5次，大便稀不成形，严重时呈水样，在社区门诊服用蒙脱石散、诺氟沙星后症状缓解，后每因饮食不慎或受凉症状再发。1个月前进食油腻后导致腹泻，在社区门诊服药、针灸治疗后疗效欠佳，经他人介绍前来就诊。现症见：精神萎靡，面色黯黄，腹胀，脐周隐痛，纳差，乏力，畏寒怕冷。舌淡，苔白，脉弦细。诊断为泄泻，证属脾胃虚弱，治宜健脾和胃，固肠止泻。选取肺俞、大椎、风门、大肠俞、脾俞、胃俞针刺治疗，针刺结束后艾灸脘腹部。治疗当天患者腹胀消失，未排便，次日晨起排便1次，便稀不成形，依原方案连续治疗3天，患者面色红润，大便成形，日 1 次，腹胀、隐痛症状消失，饮食增加。为巩固疗效，继续治疗，前后共针 10 次，诸症皆消而告愈。随访 1 年病未见反复。

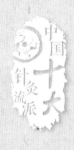

中国十大针灸流派

河南邵氏

针灸流派临床经验

全图解

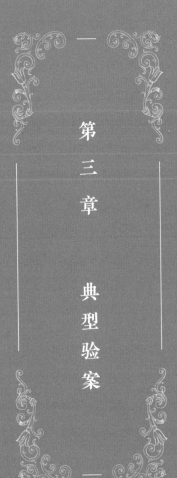

第三章　典型验案

✧ 第一节　针灸治疗验案

一、"邵氏五针法"治哮喘

哮喘是以发作性喉中哮鸣，呼吸困难，甚则喘息不得平卧为主症的一种肺系病证，哮为喉中痰鸣有声，喘为气短不足以息，因哮必兼喘，二者病证类似，故合称为哮喘。西医学的支气管哮喘、喘息型支气管炎和由此合并的肺气肿、慢性阻塞性肺疾病、肺心病等均可参考辨治。《内经》有"喘鸣""鼽骶"之类的记载。历代文献中有"呷嗽""哮吼"等称谓。汉代张仲景在《金匮要略》中称之"上气"，并创立许多治疗本病的方剂，一直被后世医家所沿用。元代朱丹溪首创"哮喘"病名，阐明了其病机，提出"哮专主乎痰"。明代虞抟《医学正传》将哮与喘作了明确区分："哮以声响名，喘以气息言"。

本病根本原因在于痰饮内伏，每遇气候变化、饮食失宜、情志不畅、劳累过度等诱发或加重，导致痰随气升，气因痰阻，互相搏击，阻塞气道而发病。尽管哮喘的病因病机复杂，但总不外正虚、邪实两个方面。正气虚是指肺、脾、肾等脏腑功能减退，邪气实指痰饮内伏、外感六淫、气机郁滞和其他各方面不良刺激。其病位在肺，关系到脾、肾，甚至累及于心。

 治疗方案和操作要求

【治则】理肺平喘，化痰止咳。

【主穴】肺俞，大椎，风门。

【辨证配穴】外感诱发哮喘配合谷；咳嗽甚配尺泽、太渊；痰多配中脘、足三里；痰壅气逆配天突、膻中；虚喘配肾俞、关元、太溪；心悸配厥阴俞或心俞、内关；口舌干燥配鱼际。

【操作要求】患者取坐位或卧位，常规消毒后，大椎选用 1.5 寸毫针，快速刺入皮下，缓慢进针 1.2 ~ 1.3 寸；儿童选用 1 寸毫针，进针 0.5 ~ 0.8 寸。肺俞、风门选用 1 寸毫针，直刺 0.5 ~ 0.8 寸，儿童选用 0.5 寸毫针，进针 0.2 ~ 0.3 寸，切忌深刺。余穴均按常规操作。诸穴得气后，留针 30 分钟，每隔 10 分钟行针一次。一般在针后可于大椎、肺俞穴处加拔火罐。因于寒者，或患者恶寒重，或背部发凉者可于肺俞、大椎、风门穴等处加温和灸，或用艾灸箱熏灸。

在哮喘发作期，每日针治 1 次，若喘已停止，听诊哮鸣音消失，可改为隔日 1 次，10 次为一个疗程，疗程间休息 3 ~ 5 日，继续治疗 1 ~ 2 个疗程，有利于疗效的巩固。

典型验案

【验案 1】

岑某，男，10 岁，1985 年 12 月 23 日初诊。代诉：哮喘病史 10 年。出生 3 个月时，因受凉突然呼吸急促，气短，喉间有痰鸣，素不咳嗽吐痰。经打针吃药，喘势缓解。自此平喘药不能停用，停用喘即发作。曾先后服用麻黄素、氨茶碱、泼尼松、麻黄碱苯海拉明、异丙嗪等药物，近 1 年来又服"平喘素"，每日3次，以及70余剂中药，亦仅能缓解症状，始终不能控制哮喘的反复，故来诊。刻诊：患儿面色基本正常，形体瘦小，呼吸急促，无咳嗽吐痰，饮食一般，舌淡红稍黯，苔薄，脉稍数。胸部听诊未闻及哮鸣音（就诊前服用了"平喘素"）。诊断为哮喘之冷哮，治宜温肺散寒，化痰平喘。取肺俞、大椎、风门。大椎选用1寸毫针，刺入0.8寸，肺俞、风门选用0.5寸毫针，刺入0.3寸，用提插捻转行针法，平补平泻，留针30分钟，每隔10分钟行针一次，起针后在5穴中间拔一大号火罐，留罐10分钟。治疗结束后患儿述自觉舒服。嘱其暂停服药，若哮喘发作随时就诊。至晚间喘又发作，即刻就诊，患儿呼吸急促，胸闷气短，两肺听诊哮鸣音明显，当即按前法针罐治疗，喘即缓解，两肺哮鸣音明显减弱。次日复诊，哮喘未有发作，仅感胸闷气短，两肺听诊可闻及散在哮鸣音，治疗同前，令服半片"平喘素"。继针3次，胸闷气促、哮鸣音基本消失，药已停用。按前法每日治疗1次，1个疗程后休息3日。开始第二疗程治疗，期间因天气突变寒冷哮喘大发作1次，经治疗很快缓解。前后共针20次，体质改善，饮食增加，胸闷气喘消失。次年夏季复诊，按上法继针20次，病情控制，随访2年未有发作。

医案解读

该患儿幼年因感受风寒，导致外邪壅阻肺气，气不布津，聚液生痰，成为宿根，此后每遇寒冷外邪侵犯，导致肺气宣降失常，即引动停积之痰，而致痰鸣气喘。本病辨为冷哮证，治宜温肺散寒，化痰平喘。取肺俞、大椎、风门三穴治疗哮喘，肺俞善调益肺气，大椎能温阳散寒，风门可驱邪外出，三穴标本兼顾，疗效卓著。本病例提示，年幼者易治，且发作期治疗即刻疗效显著。同时，为图根治，宜把握缓解期治疗，对于冷哮证，应注意"冬病夏治"，夏季治疗能够顺应自然界阳气升发，疗效更为突出。本病的难点在于缓解期的治疗，而缓解期治疗的根本在于调整患者寒饮伏肺体质，若能坚持针灸治疗，即可像该患儿一样，能够彻底治愈。

【验案2】

侯某，男，50岁，1973年2月26日初诊。主诉：胸闷气喘3年，加重1个月。3年前因受凉感冒出现胸闷气急，呼吸困难，到医院治疗后症状缓解，但自此后，每到冬季受凉即发病。1个月前因出差受凉哮喘发作，用药后始终未能控制病情，故来要求针灸治疗。刻下症：呼吸气急，胸闷气喘，面色晦暗，喉中痰鸣，咳嗽，咯吐白色黏痰，两肺满布哮鸣音，舌质暗红，舌苔薄白，脉数。诊为哮喘之冷哮，治宜宣肺理气，止咳平喘。给予针刺肺俞、大椎、风门、尺泽、太渊，针刺得气后患者即刻感觉胸闷减轻，呼吸畅快，留针30分钟，其间行针2次，起针后于三穴中间拔一大号火罐，留罐10分钟。每日治疗1次，连针10次为一个疗程，患者哮喘症状完全消失。令其夏季继续治疗。患者遵医嘱，每到夏季治疗3个疗程，连治3年，冬季即使感冒哮喘未有发作。随访5年病情未见反复。

📖 医案解读

《素问·上古天真论》："五八，气衰，发堕齿槁；六八，阳气衰竭于上，面焦，发鬓颁白"，患者年长肾阳渐虚，三阳渐弱，难以抗御外邪，若遇风寒外邪，极易趁虚而入，首先犯肺，故见胸闷、气喘等症，若邪气留滞不去，则缠绵难愈。肺气郁闭日久，每遇冷凉邪气，收引更甚，而见哮喘发作。针刺背部三穴，好比阳面开窗换气，加拔火罐，更能宣畅郁闭之气，祛邪外出，邪去则胸闷、气急、喉鸣、痰多诸症而解。倘若夏日开窗，阳盛阴弱，气盛而邪更易散去。故提倡"冬病夏治"，在三伏天阳盛阴弱之时，更易祛邪外出。正如《吕氏春秋·尽数》所言："流水不腐、户枢不蠹"，开窗换气，气通则邪气难留，岁月皆宜。

💬 诊后絮语

本流派创始人邵经明教授根据哮喘的发病机理，集 50 余年的临床经验，提出以针刺肺俞、大椎、风门为主防治哮喘，因大椎是单穴，肺俞、风门是双穴，故冠名以"邵氏五针法"。

邵老从 20 世纪 30 年代末始用针灸防治哮喘，本法是在几十年临床实践中，经过不断筛选用穴、改进方法，总结出的有效治疗哮喘的方法。

1. 病因不外内外之变，病机总在正虚邪实。邵老认为哮喘的病因病机虽然复杂，但归纳起来不外乎内因与外因两方面。外因即风、寒、暑、湿、燥、火六淫侵袭人体；内因则为饮食、劳倦、七情（喜怒忧思悲惊恐）所伤使脏腑功能衰退。至于其病机，不外正气虚而邪气实。正气虚是指肺、脾、肾功能减退，邪气实指内伏痰饮、瘀血，外感六淫，以及其他各方面不良刺激。根据临床观察，其病机多是肺、脾、肾三者相兼而互为因果。凡患哮病的青壮年，病程短者病多在肺；如年老体弱，病程长者，其病不仅在肺，且影响脾、肾，甚至影响到心。哮喘临床有虚实之分，寒热之别。

实证是指邪气实，临床表现多为哮喘的发作期，不论是风寒或风热侵袭肌表，致肺失宣肃，还是痰饮阻塞气道或气郁忧思，逆气犯肺，都可导致肺失清肃，宣降失常，而发作哮喘，故实证有发作性特点，病变多在于肺；虚证是指正气虚，其临床表现，虽有呼吸喘促，动则加甚，但不像实证发作之剧，多见于缓解期兼肺气肿患者，此证乃肺、脾、肾三脏俱虚。若继发感染，喘势可以加重，是属本虚而标实。据临床观察，年幼患者，生理上还在发育，肺、脾、肾之气渐盛，如注意避免各种诱发因素，积极治疗，一般易获痊愈。如老年患者，反复发作，病程较久，肺、脾、肾生理功能减退，本虚难复，医治可改善症状，控制其发展，根治则较难。倘病程日久，发作持续不已，还可累及心脏，病情更加复杂。临床宜根据辨证论治原则，缓而图之，不可急求速效。因此，凡患哮喘，应以早期防治为宜。

2. 当以"发作期治标，缓解期治本，二期治疗并重"为纲。哮喘为本虚标实之病证，本虚是脏腑功能失调，尤其是肺、脾、肾三脏功能低下；标实为痰饮、瘀血内伏，六淫之邪外袭。邵老治疗哮喘强调"发作治标，平时治本"的基本原则。哮喘骤发，多为邪实，治疗应以除邪治标为主；喘鸣等症既平，或久病在未发作之时，应以扶正固本为主。如哮喘发作，应当除邪平喘止哮，若反扶正则病症益甚；喘鸣已平，应当扶正固本，反而攻邪则正气更虚。《难经·七十三难》早就提出："补者不可以为泻，泻者不可以为补"。《灵枢·邪气脏腑病形》也告诫："补泻反，则病益笃"。因此哮喘的发生，无论肺、脾、肾哪一脏生理功能受到损害，治疗时，都必须辨别其寒热虚实，这样才能提高治疗效果，不致出现实实虚虚，寒热混淆的差错。

由于哮喘有宿根，最易反复发作，所以邵老提出对于哮喘应从防与治两个方面着手。发作时的重点在于治，缓解不发时的重点在于防。防与治任何一个方面都不可偏废。

对于发作期，哮喘骤发，多为邪实，轻者喘闷短时即解，重者呈持续状态，痛苦异常，甚则出现窒息等危险，因此发作期迅速平喘实为治疗哮喘之要务。

对于缓解期，根据《内经》"春夏养阳"及古人"冬病夏治"原理，主张夏秋缓解期（5～9月）开展针灸防治哮喘。此时自然界阳气旺盛，气候温和，体内正气充沛，气血畅通。病人内有抵抗之力，外可免受寒冷刺激。且中医学认为：长夏脾土当令，阳气旺盛，针灸可加强其运化功能，不致水湿化生痰浊上注于肺；秋季肺金当令，肺气宣通不致清肃之气失常。若再施以针灸治疗，则有利于调整肺、脾、肾等脏腑功能，鼓舞人体正气，增强机体抗病能力，并可抗御哮喘的发作。由此可见，夏秋缓解期治疗正是增强体质、预防发作的有利时机。因此邵老提出针灸防治哮喘远期疗效方案，即一年观察疗效，二年巩固疗效，三年以后总结疗效。在这三年之中，每年夏秋季节，要求患者治疗2～4个疗程，在严寒冬季，哮喘不发不再针灸（若发作应在保暖的情况下给予针灸治疗），可针对病情配制中药散剂或丸剂长期服用，以巩固疗效。夏秋季既可针灸治疗，也可用天灸之法在三伏天治疗。通过三年观察，经冬天而哮喘不犯，或遇感冒哮喘不发者，方为获得长期效果。

3. 辨证选穴至要。邵老治疗哮喘以"肺俞、大椎、风门"为主穴。三主穴是邵老通过长期临床验证，从多穴之中筛选出来的。肺俞属足太阳膀胱经穴，是肺脏精气输注于背部的特定穴，具有调肺气，止咳喘，实腠理之作用。据临床观察，可治疗肺系外感内伤诸疾。通过正交试验，针刺三主穴进行交互作用观察治疗前后肺功能变化，以肺俞穴为优；大椎属督脉穴，是手足三阳经与督脉之交会穴，又称"诸阳之会"，督脉上通于脑，总督诸阳经，为阳脉之海，具有宣通一身阳气之功，故有宣阳解表，祛风散寒，理气降逆，宣肺平喘之效果；风门属足太阳膀胱经穴，又是督脉与足太阳膀胱经之交会穴，该穴为风寒之邪侵袭人体之门户，故名"风门"，针之可疏散风寒，清泻邪热，调理肺气，止咳平喘，灸之可振奋经气，实腠固表，预防感冒。三穴合用治疗哮喘，用于发作期，可使肺内气道阻力降低，喘息即刻得到缓解；用于缓解期可使肺功能得到改善，以巩固远期疗效。据临床观察，三主穴治疗单纯性支气管哮喘效果最佳。

脏腑受邪，可在脏腑精气输注之阳面或汇聚之阴面有阳性反应点，尤其是病久者阳虚更甚，更易出现在阳面，诸如肺俞、风门、膏肓、心俞、肾俞等处。所以，望、闻、问、切、视、触、叩、听等方法有助于本病诊断，而针灸所病脏腑之背俞穴或募穴临床可获满意疗效。治疗哮喘多用背俞穴也符合邵老擅用背俞穴的学术特色。

4. 重视脾胃的调整。脾胃为后天之本，气血生化之源，且为肺金之母。肺金不足，当与脾胃虚弱关系密切，"虚则补其母"，即治疗肺虚之病，应当调理脾胃，培土生金。《素问·刺法论》："正气存内，邪不可干。"当人体气血流畅，正气旺盛时，卫外固密，外邪难以入侵，内邪难于产生，就不会发生疾病。当人体脏腑功能失调，正气相对虚弱，卫外不固的情况下，或人体阴阳失衡，病邪内生，或外邪乘虚而入，均可使人体脏腑组织经络官窍功能紊乱，从而发生疾病。《素问·评热病论》说："邪之所凑，其气必虚。"《灵枢·口问》说："故邪之所在，皆为不足。"《灵枢·百病始生》也说："此必因虚邪之风，与其身形，两虚相得，乃客其形。"

5. 避免一切诱因。相当一部分哮喘属过敏性的，对易于引起哮喘发作的各种致敏物质，如烟、酒、醋、蒜、油、虾、蟹、异味、大荤、生冷等食物及其他过敏物，应当特别注意避免接触，这样才可避免或减少哮喘的发作，有利于根治。

6. 哮鸣、咳嗽、痰多，痰声辘辘或痰黏难咯的重症患者，可用拍背，雾化吸入等法，助痰排出；对喘息哮鸣，心中悸动者，应限制活动，防止喘脱。一旦喘脱，应立即综合调治。平时可备缓解急性发作的喷剂，以备不时之需。

7. 临床治疗中，多种灸法、拔罐等疗法对本病疗效较好，宜整体把握，综合应用。如本病阳虚者多见，遇寒易发，冬季加重，故宜针灸并用或多灸；阴虚内热或肺部感染有热者，宜针后拔火罐于大椎和肺俞之间。

8. 平素宜避风寒，忌食肥甘、寒凉、辛辣之品，调情志，加强体育锻炼。

二、理肺止咳治咳嗽

咳嗽是以咳逆有声，或伴咯痰为主要临床表现的一种肺系疾患。有声无痰为咳，有痰无声为嗽，有痰有声为咳嗽。西医学的上呼吸道感染、急慢性支气管炎、支气管扩张、肺炎、慢性阻塞性肺疾病等均可见到本症。咳嗽一名首见《内经》,《素问·宣明五气》:"肺为咳",《素问·咳论》:"五脏六腑皆令人咳，非独肺也"。五脏六腑之咳"皆聚于胃，关于肺"，可见咳嗽不止于肺，亦不离乎肺。汉代张仲景对咳嗽论证透彻，立方明确，对后世医家辨证施治影响深远。隋代巢元方《诸病源候论》提出"十咳"。明代张景岳首次将咳嗽分为外感和内伤两大类，并提出外感咳嗽宜"辛温"发散为主，内伤咳嗽宜"甘平养阴"为主的治则。赵献可在《医贯》中重视脾、肾二脏在咳嗽病证发生、发展和治疗上的作用，启发后世。

本病一般分为外感和内伤两大类，无论是外邪（风、寒、热、燥等）侵袭所引起，还是脏腑功能失调所导致，总以肺脏受累后而发病，即邪客肺系，导致肺失宣肃，肺气上逆。其病位在肺，与肝、脾、肾关系密切。

治疗方案和操作要求

【治则】调理肺气，化痰止咳。

【主穴】肺俞，大椎，风门，天突。

【辨证配穴】外感配合谷；发热配曲池、合谷；咳甚配尺泽、太渊；吐痰带血配孔最；痰多纳呆配丰隆、足三里；胸痛、胸闷配膻中、内关；咳引胁肋疼痛配期门、阳陵泉；咽喉干痒配鱼际；盗汗配复溜、合谷；久咳配膏肓、肾俞、足三里。

【操作要求】患者取坐位或卧位，常规消毒后，大椎选用 1.5寸毫针，快速刺入皮下，缓慢进针 1.2 ~ 1.3 寸；肺俞、风门选用 1 寸毫针，直刺 0.5 ~ 0.8 寸，切忌深刺；天突选用 1.5寸毫针，先直刺 0.2 寸，然后紧靠胸骨柄后方刺入 1 ~ 1.2 寸，点刺不留针（针刺天突穴必须严格掌握针刺的角度和深度，以防刺伤肺脏、气管和左右侧动、静脉）；余穴均按常规操作。诸穴得气后，留针 30 分钟，每隔 10 分钟行针一次。每日治疗 1 次，10 次为一个疗程，疗程间隔 3 ~ 5 日。一般在针后可于大椎、肺俞穴处加拔火罐。若患者恶寒重或背部发凉可于肺俞、大椎、风门穴等处加温和灸，或用艾灸箱熏灸。

📄 **典型验案**

【验案 1】

陈某某，女，40 岁，1989 年 8 月 13 日初诊。主诉：干咳3 年余，加重 3 个月。患者在 3 年前 7 月间，感冒发热治愈后，经常咽干喉痒，出现干咳，无痰，没有引起重视。之后，病情逐渐加重，特别是每逢进食辛辣之食物，咽干舌燥，甚至喉痛，干咳加重。近 3 个月来，咳嗽加剧，偶有少量黏痰，不易咯出，夜间影响睡眠，经药物治疗效果不明显，故要求针灸治疗。查其神志清楚，语言流利，形体中等，动作自如，干咳无痰，面色潮红，舌红少苔，脉细数。诊断为咳嗽（慢性支气管炎），证属肺阴不足（干咳无痰证）。治疗宜滋阴理肺，化痰止咳。取肺俞、大椎、风门穴为主，配尺泽、太渊、鱼际。每日 1 次，留针 30 分钟，其间行针 2～3 次，三主穴用平补平泻，尺泽、鱼际用泻法，太渊用补法，针后于三主穴加拔火罐。经 1 个疗程（10 次）的针罐治疗，干咳和咽干完全消失。休息 1 周，改为隔日针罐治疗 1 次，继治 1 个疗程，病情稳定，获得良效。

🔍 医案解读

患者初起发热伤阴，导致干咳、少痰，每食辛辣热性食物，更易耗伤津液，导致症状加重。久咳耗伤肺阴，干咳无痰，面色潮红，舌红少苔，脉细数，当属咳嗽之肺阴不足证。宜滋阴理肺，化痰止咳。肺俞为肺脏精气输注之处，调理肺气功能强大，主取肺俞调理肺气，使宣降正常；大椎为督脉腧穴，又为六阳经交会，可宣阳理气；风门为风邪侵袭人体的门户，刺之可散风邪，利肺气；尺泽为本经子穴，"虚则补其母，实则泻其子"，故可以泻肺经子穴尺泽，以清泻肺热；太渊为肺经输、原穴，且"五脏有疾，当取之十二原"，故取太渊以补肺气，养肺阴；"荥主身热"，刺肺经荥穴鱼际以泻肺经热邪。复加拔罐以祛风散邪。共奏宣通肺气，润肺祛痰之效。

【验案 2】

马某某，女，76 岁，1991 年 4 月 19 日初诊。主诉：咳嗽 1 个月余，加重 1 周。患者 1 个月前因天气突变感寒，出现鼻塞，流涕，喷嚏，咳嗽，吐痰，经服药（药名不详）鼻塞、流涕、喷嚏症状消失，夜间偶有咳嗽，没有继续治疗。1 周前不明原因症状加重，不分昼夜咳嗽，咳痰，服用消炎药，效不佳，故来就诊。现症：咳嗽，咳白色黏痰，纳差，腹胀，睡眠不佳，舌淡苔腻，脉细稍滑。诊为风寒咳嗽，选取肺俞、大椎、风门、尺泽、太渊、足三里，给予针刺，留针 30 分钟，其间行针两次，起针后于大椎、风门、肺俞之间加拔一大号火罐。次日复诊，述咳嗽大减，按上方继针罐治疗。三诊述仅夜晚偶有咳嗽，饮食有增，腹胀消失，入睡香甜。连针 5 次，诸症消失，为巩固疗效，肺俞、大椎、风门继续针罐治疗，前后共治 10 次，病未见反复。

📖 医案解读

患者年老体弱，因天气变化，寒邪入肺，留滞不去，缠绵不愈。纳眠不佳，火难煦土，土不生金，更加重病情。病虽在肺，但与脾关系密切，故宜肺脾同治。取上背阳部诸穴，肺俞调补肺气，大椎宣阳散邪，风门疏风解表；太渊为肺经之母穴，尺泽为肺经之子穴，二穴一补一泻，可调节肺脏之虚实，使邪去而正安；足三里乃母经之母穴，其培土生金之力较强，并有子安则母定之意，脾胃气血充沛，肺气得补，心神得养。针后配合拔罐，更能祛风散寒，活血通络。故针治 3 次后，即见咳嗽减轻，饮食有增，眠安神定。邵老重取背俞穴，取穴少而精的原则，处处可见。

💬 **诊后絮语**

1. 咳嗽乃肺系疾病的主要症状之一。有外感、内伤两类。外感多属邪实，病浅易治；内伤则脏腑功能失调，每易感邪而发作或加重，常缠绵反复，故临证宜明晰病性、病位，权衡标本，分清主次缓急，针对性治疗。咳嗽在肺，但非独肺。新病在肺，久病及脾肾。五脏相关，整体把握，局部重点治疗。

2. 咳嗽虽苦，但切忌见咳止咳。咳嗽本为肺病，如有外邪侵入，如椎敲钟，一敲即鸣，多为风寒袭肺，早期当解表宣肺，祛除外邪为主，即所谓"开门逐寇"，此时最忌敛肺止咳，使得病邪难以祛除反而留恋体内，缠绵难愈，即所谓"闭门留寇"。

3. 咳嗽一症，多因自身正气不足所致。《内经》云："正气存内，邪不可干"，"邪之所凑，其气必虚"。故应从睡眠、饮食、情绪等方面调治，扶助正气，气盛则魄足，魄足则精神内守，百邪不侵。咳嗽期间及病将痊愈期间均禁忌大补、油腻、辛辣之品，忌过饱饮食，要保持心情舒畅，二便通畅。

4. 患者应注意防寒保暖，尤其是气候多变时，更应避免受凉和过度劳累，预防感冒，减少本病的发生。戒烟，避免空气中有害气体和灰尘侵入，保持室内空气清新。

三、祛风解表治感冒

感冒是风邪侵袭人体所致的常见外感疾病，临床表现以鼻塞，咳嗽，头痛，恶寒发热，全身不适为特征。全年均可发病，

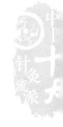

尤以春季多见。早在《黄帝内经》即有外感风邪引起感冒的论述，如《素问·骨空论》说："风者百病之始也……风从外入，令人振寒，汗出头痛，身重恶寒。"《素问·风论》曰："风之伤人也，或为寒热。"《丹溪心法》中提出本病病位在肺，治疗应分立辛温、辛凉两大法则。清代林佩琴在《类证治裁·伤风》中明确提出了"时行感冒"之名。

感冒多因体虚感邪，引起一系列肺卫症状。由于感邪之不同、体质强弱不一，证候可表现为风寒、风热两大类，并有挟湿、挟暑的兼证，以及体虚感冒的差别。若寒邪束表，肺气不宣，阳气郁阻，毛窍闭塞则为风寒感冒；若风热之邪侵犯人体，则腠理疏泄，肺失清肃而见风热感冒的证候。

治疗方案和操作要求

【治则】祛风解表。

【主穴】大椎，风池，合谷。

【辨证配穴】热甚配外关、曲池；头痛甚配太阳；咳嗽配太渊、尺泽；鼻塞配迎香；咽喉肿痛配少商点刺放血；咽喉肿痛严重配局部点刺放血；正虚配足三里；前额痛配攒竹、印堂；后头痛配天柱、后溪；偏头痛配太阳透率谷；头顶痛配百会、太冲。

【操作要求】患者取坐位或俯卧位，常规消毒后，大椎选用1.5寸毫针，快速刺入皮下，缓慢进针1.2～1.3寸，施行中强刺激，使患者微微出汗；风池、合谷选用 1 寸毫针，风池向鼻尖方向斜刺 0.5 ~ 0.8 寸，不可向内上方斜刺，以防刺入枕骨大孔，伤及延髓，发生意外；合谷直刺 0.5 ~ 0.8 寸，亦用中强刺激，使酸胀感传至上肢，令患者发汗即可。

每日针治 1 次，留针 30 分钟，每隔 10 分钟行针一次，要求每穴必须出现酸、麻、沉、胀等针感。邵老在针刺大椎、合谷时，强调一定要用中强刺激，令其发汗，表邪即解，并于大椎处拔一火罐，治疗及时常能收到一次治愈的效果。根据患者病情，风寒感冒也可在背部施行灸法；风热感冒可配合拔火罐或三棱针放血疗法。

📑 典型验案

刘某，男，21 岁，1991 年 5 月 15 日初诊。主诉：咽痛，头痛，身痛，发热 1 天。1 天前上午感觉身体不适，随之出现流涕，咽痛，至夜晚微觉怕冷，头痛，全身疼痛，乏力，发热。今日即来就诊。刻诊：面色红，神疲倦怠，头痛，身痛，骨节痛，鼻塞，偶有咳嗽，食欲不振，大便正常，小便略黄。查体：体温 38.7℃，咽部红肿，舌尖红，苔薄黄，脉浮数。诊断为风热感冒，治宜疏风清热解表。穴取大椎、风池、合谷、太阳、迎香、少商。针刺时大椎采用 1.5 寸毫针，刺入 1.2 寸，用中强刺激，令其发汗，出针后于大椎穴处拔一火罐，留罐 10 分钟。余穴常规针刺，留针 30 分钟，其间行针 2 次，起针后少商点刺放血。治毕，体温 37.4℃，鼻塞消失，头痛、咽痛明显减轻。嘱其注意休息，多饮水，若有不适即复诊。次日随访告愈。

📑 医案解读

本案患者为感冒，主要表现为恶寒、发热，全身骨节疼痛，鼻塞流涕，咽喉红肿疼痛，舌尖红，苔薄黄，脉浮数，属于中医风热感冒。该患者因生活起居不当，寒温失调，而致外邪乘虚而入，营卫不和，肺气失宣，出现一系列卫表和鼻咽部症状。治疗取大椎、风池、合谷为主穴，施行强刺激手法以达祛风清热解表之效，伍用太阳、迎香、少商，为对症取穴，针对头痛、鼻塞、咽痛等突出症状，局部取穴，疏通经络气血，通则不痛。诸穴合用，配伍精当，主次分明，标本兼顾，共奏祛风清热、通络解表的作用，故一次而愈。

💬 诊后絮语

感冒是临床常见病、多发病。多为外邪从口鼻、皮毛入侵，肺卫首当其冲。感邪之后，使肺卫不和，从而出现上焦肺系症状。其病情轻者称为伤风、冒风；病情重者称为重伤风；在一个时期内广泛流行、证候类似者，称为时行感冒。《灵枢·百病始生》曰："风雨寒热不得虚，邪不能独伤人"，明确指出当人体卫气虚弱，邪犯卫表，正不胜邪时，才可致病而感冒。

临床诊治感冒时，当先辨清虚实。一般而言，发热，恶寒，无汗，身痛者属表实；发热，恶风，汗出者属表虚；至于体虚感冒，往往具有反复发作，缠绵不愈，一次未痊愈下次又至的特点。其次应辨风寒、风热之异，其中咽喉肿痛与否常为风寒风热辨证的主要依据。若为风寒感冒则应侧重发表散寒，用强刺激手法使患者发汗或用灸法以温散寒邪；若为风热感冒则应侧重疏风清热，轻宣肺气，可配用三棱针放血的方法，使热邪外泄以达清热之目的。取穴以大椎、风池、合谷为主穴，配合拔火罐，以祛风清热解表。大椎属督脉，位于第7颈椎棘突下凹陷中，为"诸阳之会"，具有宣通阳气，疏风清热，解表散邪的作用，对风寒、风热感冒具有双向调整作用。大椎穴除用中强刺激手法使患者出汗以达到解表作用外，用艾条温和灸可达通阳散邪之功效，用点刺放血可起清泻热邪之作用，故大椎为治疗风寒、风热感冒之主穴。风池属足少阳胆经，是足少阳胆经与阳维脉之交会穴，肝胆互为表里，肝主风，主升、主动和内风有关；阳维脉维系诸阳经，主一身之表，与外风有关。风池是祛风之要穴，对外风、内风均有显著效果。大椎、风池相配，共奏祛风解表，通络止痛之功。合谷为手阳明大肠经的原穴，属阳主表，其性轻升，具有升而能散的特性，解表止痛之力较强，无论风寒风热之表证均有明显作用，是临床解表的常用穴。

邵老治疗感冒，除取上述三主穴外，还强调应详查病情，辨证配穴，如热甚者配外关、曲池以清热解表；头痛甚者配太阳以通络止痛；咳嗽者配太渊、尺泽以理肺止咳；鼻塞者配迎香以祛邪通窍；咽喉肿痛者配少商点刺放血以清热利咽；咽喉肿痛严重者则局部点刺放血以泻热消肿止痛；正虚者配足三里以扶正祛邪；前额痛配攒竹、印堂；后头痛配天柱、后溪；偏头痛配太阳透率谷；头顶痛配百会、太冲。诸穴主次分明，上下远近相配，共奏宣肺解表，疏风祛邪之功。

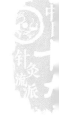

针灸治疗感冒，必须根据病情辨证选取腧穴和采用恰当的针刺手法，才能取得立竿见影的效果。比如针刺大椎、合谷穴后，患者没有汗出则效果不佳，这充分说明针刺手法在本病治疗中的重要性。但使用手法后患者没有汗出，也不可强行予以持久的强刺激，这时必须采用留针候气之法。临床实践证明针灸治疗感冒越早效果越好，常常 1 ~ 2 次即可获愈，所以不必按照疗程施治。对正虚或服发汗药表邪仍不解者，需针足三里，以提高机体正气，增强抗病能力。对老年人、婴幼儿、体弱者，针治 2 ~ 3 次后若仍没有明显好转，则应防止发生传变，尽快查明原因，以免贻误。感冒期间应慎起居，适寒温，增强体质，避免六淫所伤；清淡饮食，避免疲劳，使正气恢复，邪不自留，则疾病可愈。

四、通络益髓治头痛

头痛又称"头风""首风"，是患者自觉头部疼痛的一类病证，为临床常见病、多发病。多种急慢性疾病均可出现头痛。头痛这一病名首见于《内经》，《素问·奇病论》云："人有病头痛以数岁不已，此安得之？"《素问·风论》云："新沐中风，则为首风。"自《内经》论述头痛一证以来，后世医家多有发挥，隋代巢元方《诸病源候论》有"头面风者，是体虚，诸阳经脉为风所乘也"之说。晋唐时期对内伤头痛的病机有了进一步认识，王叔和在《脉经》中论述了肝胆气逆、风火相煽所致内伤头痛的病因病机——"足厥阴与少阳气逆，则头目痛，耳聋不聪，颊肿。"

宋代陈无择《三因极一病证方论·头痛证治》："凡头痛者……原其所因，有中风寒暑湿而疼者，有气血食饮厥而疼者，有五脏气郁厥而疼者。"

总之，头痛的病因可概括为外感和内伤两大类。六淫之邪侵袭，上犯巅顶，气血不畅，阻遏脑窍，而发头痛，其中风邪致病最为常见，常夹杂寒、湿、热等诸邪上扰脑髓；内伤头痛多由情志失常、饮食失宜、劳倦体虚等因素，引起气血逆乱，瘀阻脑络，或脑髓失养而致头痛。

治疗方案和操作要求

【治则】健脑益髓，通络止痛。

【主穴】大椎，风池，百会，太阳，合谷（图 3-1-1，图 3-1-2）。

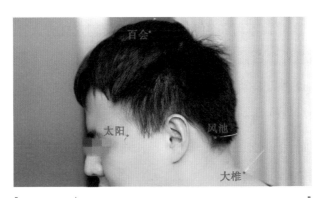

图 3-1-1 | 通络益髓治头痛大椎、风池、百会、太阳操作

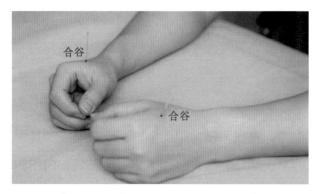

图 3-1-2 │ 通络益髓治头痛合谷操作

【辨证配穴】肝阳上亢配肝俞、太冲；痰浊上扰配脾俞、丰隆；气滞血瘀配膈俞、三阴交；气血不足配足三里、三阴交；肝肾亏虚配肝俞、肾俞。前头痛配印堂或攒竹；侧头痛配率谷、侠溪；后头痛配天柱、昆仑；巅顶痛配四神聪、太冲。

【操作要求】患者取坐位或侧卧位，常规消毒后，大椎选用 1.5 寸毫针，快速刺入皮下，缓慢进针 1.2 ~ 1.3 寸；风池、百会、太阳、合谷选用 1 寸毫针，风池向鼻尖方向针刺 0.5 ~ 0.8 寸，不可向内上方斜刺，以防刺入枕骨大孔，伤及延髓，发生意外；百会向前平刺进针 0.5 ~ 0.8 寸；太阳、合谷直刺 0.5 ~ 0.8 寸；背部腧穴均选用 1 寸毫针，直刺 0.5 ~ 0.8 寸；余穴均按常规操作。

每日针治 1 次，留针 30 分钟，每隔 10 分钟行针一次，要求每穴必须出现酸、麻、沉、胀等针感。根据患者病情，虚补实泻，寒者加灸，10 次为一个疗程，疗程间休息 3 日。（视频 17）

▶ 视频 17 ｜ 通络益髓治头痛 ｜

典型验案 ....

【验案 1】

周某，女，26 岁，1990 年 5 月 18 日初诊。主诉：头痛 10 年，加重 1 个月。10 年前因学习紧张，压力较大，突然出现头痛，口服止痛片后头痛缓解。但至此之后，精神稍有紧张即头痛发作。曾到多家著名医院就诊，多种检查均提示"未发现异常"。服用中西药治疗，头痛始终不能控制，时轻时重。1 个月前，因劳累睡眠少头痛加重，以前额为甚，经多方治疗效果不佳，遂来寻求针治。现症见：两目无神，倦怠无力，面色少华，少气懒言，舌质淡，苔薄白，脉细弱，血压 70/50mmHg。诊断为头痛，证属气血亏虚，治宜补益气血，益髓止痛。穴取大椎、风池、百会、太阳、合谷、三阴交、足三里，针刺采用补法，留针 30 分钟，每隔 10 分钟行针一次。留针期间患者即感头痛减轻，起针后，患者自述头脑清爽，两目发亮。按上法每日 1 次，10 次为一个疗程。1 个疗程后头痛症状基本消失。为巩固疗效，隔日 1 次，前后共针刺 20 次，诸症消失，随访 2 年未见复发。

📑 **医案解读**

本案患者主要症状为头痛，两目无神，倦怠无力，面色少华，少气懒言，舌质淡，苔薄白，脉细弱，血压70/50mmHg，属于中医头痛之气血亏虚证。中医学认为头为"诸阳之会""清阳之府""精明之府"，又为"髓海"，五脏六腑之精气皆上会于头。该患者平素体质较弱，追述病初因用脑过度，加之压力较大耗伤气血，致使气血亏虚，髓海失荣而发头痛。治疗取大椎、风池、百会、太阳、合谷为主穴，以健脑益髓，通络止痛，配三阴交、足三里以健脾和胃，补益气血。诸穴合用，主配结合，标本兼顾，共奏补益气血，健脑益髓，通络止痛的作用，其效专力宏，立见效机。

【验案2】

马某，男，45岁，1991年11月初诊。主诉：反复发作性右侧头痛3年，加重1个月。患者3年前生气后突发头痛，服药虽可控制，但时常发作，尤其近1个月发作频繁，脑电图和脑部CT检查未见异常，故求针治。现症见：头部右侧呈持续疼痛阵发性加剧，伴头目胀痛、眩晕耳鸣等，舌红苔黄，脉弦细。诊断为头痛，证属肝阳上亢。治宜平肝益髓，通络止痛。穴取大椎、风池、百会、太阳、合谷为主，配率谷、太冲、侠溪，针刺采用泻法，留针30分钟，留针期间患者即述头痛有所减轻。每日1次，10次为一个疗程。1个疗程后诸症基本消失。休息3日后，改为隔日1次。共针20次，头痛未见发作。随访半年病无复发。

医案解读

本案患者主要症状为头部右侧呈持续性疼痛阵发性加剧，伴头目胀痛、眩晕耳鸣等，舌红苔黄，脉弦细，属于中医头痛之肝阳上亢证。肝为风木之脏，为刚脏，体阴而用阳，性喜条达而恶抑郁。该患者因情志不舒，肝失疏泄条达，郁而化火，肝火上扰发为头痛。治疗取大椎、风池、百会、太阳、合谷为主穴，以健脑益髓，通络止痛，配率谷、太冲、侠溪以平潜肝阳，通络止痛，引火下行。诸穴合用，主配结合，标本兼顾，收效满意。

诊后絮语

头痛是指眉目以上至枕下部为止范围内的疼痛，以反复发作的头部疼痛不适为主要表现。脑为髓海，凡五脏精华之血，六腑清阳之气，皆上注于头部。督脉、手足三阳经及足厥阴肝经均上行于头部。《张氏医通》说："天气所发六淫之邪，人气所变五脏之逆，皆能上犯而为灾害。"可见头痛涉及范围很广，引起原因较多，凡外感六淫、情志所伤、饮食不节、久病体虚等，均可导致脏腑、阴阳、经络气血失调，直接或间接地影响头部而发生疼痛。

临证诊治头痛，除探求病因外，还应结合头痛的持续时间、部位和程度，分辨外感、内伤和证候虚实。应将病因病机辨证和经络辨证相结合。病因病机辨证，常将头痛分为肝阳上亢证、痰浊上扰证、气滞血瘀证、气血不足证、肝肾亏虚证；经络辨证，常分为阳明头痛、少阳头痛、太阳头痛、厥阴头痛。取大椎、风池、百会、太阳、合谷为主穴，以健脑益髓，通络止痛。大椎为"诸阳之会"，属督脉，督脉入络脑，故有宣通阳气，通督调神，健脑益髓之功，为治疗头脑诸疾之主穴、要穴。风池属于足少阳胆经，穴居于头项部，形象如池，是风邪易于留恋的部位，为祛风要穴，既可驱外风，又可息内风。本流派创始人邵老常将大椎、风池伍用治疗脑髓病，力专效宏。百会位于巅顶，又名"三阳五会"，是督脉、足太阳膀胱经、足少阳胆经、手少阳三焦经和足厥阴肝经之所会，为百脉朝会之处，故命名为"百会"，具有升阳益气，安神益智，醒脑利窍，息风止痉，通络散风之功效。太阳为经外奇穴，依据"腧穴所在，主治所在"的特点，善于治疗头面部疾患，临床既可直刺，又可平刺，还可刺络放血；既可治疗实证、热证、寒证，又可治疗瘀血之证，具有醒脑开窍，清利头目，疏风泄热，活络止痛的作用。合谷为手阳明大肠经的原穴，属阳主表，其性轻升，具有升而能散的特性，可泄热、升清、解表、通络等，善于治疗头面部疾患。诸穴合用，治疗头痛功效相得益彰。因引起头痛的原因很多，临证应详查病情，审证求因，辨证配穴，如肝阳上亢配肝俞、太冲以平肝潜阳；痰浊上扰配脾俞、丰隆以健脾涤痰；气滞血瘀配膈俞、三阴交以活血祛瘀；气血不足配足三里、三阴交以补益气血；肝肾亏虚配肝俞、肾俞以滋补肝肾。对于经络辨证，阳明头痛配印堂或攒竹，少阳头痛配率谷、侠溪，太阳头痛配天柱、昆仑，厥阴头痛配四神聪、太冲，远近相配以加强疏通经络气血之功。

　　针灸治疗头痛，临床根据不同病因选用不同腧穴和施行不同方法，常可取得较好效果，尤其是血管性头痛有立即止痛之效。但由于头痛的病因众多，病机极为复杂，其发作有急有缓，病程有长有短，疼痛程度有轻有重，疼痛的部位和性质也极不一致，所以在采用针灸治疗时，必须根据中医理论，特别是经络、气血学说详加辨证，灵活施治。同时还应避免六淫、七情所伤，饮食宜少食辛辣刺激性食物。若血压高，针刺时慎用强刺激。若针刺多次无效，反而加重者，应考虑是否有脑部器质性病变，查明原因后，须及时治疗原发病，以免贻误。

五、益髓息风治眩晕

眩晕是以头晕、眼花为主症的一种病证。眩即眼花，晕即头晕，二者常同时并见。其轻者闭目可止，重者如坐舟车，旋转不定，不能站立或伴有恶心、呕吐、汗出，甚则昏仆。《素问·至真要大论》曰："诸风掉眩，皆属于肝"。《素问·六元正经大论》记载"木郁之发……甚则耳鸣眩转"。认为眩晕乃由风邪所致。《金匮要略》中提出："心下有支饮，其人苦冒眩"。明代王肯堂在《证治准绳》中曰："脑转目眩者皆由火也"。南宋杨仁斋的《仁斋直指方论》中指出："瘀滞不行，皆能眩运"。可以看出历代医家从风、火、痰、瘀等不同角度提出了各自的观点。《灵枢·海论》曰："髓海不足，则脑转耳鸣，胫酸眩冒"。明代张景岳更是提出"无虚不作眩"，指出"眩晕一证，虚者居其八九，而兼火兼痰者，不过十中一二耳"。

眩晕的致病因素繁多，发病机制复杂，与风、火、痰、瘀、虚等多种因素相关。大体上可分为虚性眩晕和实性眩晕，也有虚实夹杂者。若情志不舒、恣食肥甘，导致肝阳上亢、痰浊上蒙而发生眩晕者，多为实证；过度劳累、肾精亏损、气血不足，使脑失所养引发之眩晕，则为虚证。

治疗方案和操作要求

【治则】实证宜息风化痰，虚证宜补虚固本。

【主穴】大椎，风池，百会，太阳，合谷。

【辨证配穴】阴虚阳亢配肝俞、肾俞；脾虚痰多配中脘、足三里；气血不足配足三里、三阴交；呕吐配内关、中脘；头痛甚配率谷、印堂。

【操作要求】患者取坐位或侧卧位，常规消毒后，大椎用 1.5 寸毫针，直刺进针 1.2～1.3 寸；百会用 1 寸毫针平刺 0.8 寸，行捻转法，每分钟 200 转；风池用 1.5 寸毫针向鼻尖方向针刺 0.8～1.2 寸，切忌向内上方斜刺，以防针入枕骨大孔，行提插捻转手法，得气后患者有头脑清爽、眼睛明亮之感觉；太阳、肝俞、肾俞用 1 寸毫针直刺 0.5～0.8 寸，行提插捻转行针法；其余诸穴均按常规操作。

每日针治 1 次，留针 30 分钟，每隔 10 分钟行针一次，要求每穴必须出现酸、麻、沉、胀等针感。根据患者病情，虚补实泻，10 次为一个疗程，疗程间休息 3 日。

典型验案

【验案1】

张某，男，49岁，1977年9月2日初诊。主诉：眩晕伴头痛2年余，加重5天。患者1975年秋季在田间劳动时不慎误食有机磷农药而中毒，出现眩晕，头痛，恶心，呕吐，大汗出，瞳孔缩小，流涎，视力模糊，呼吸道分泌物增多，随后出现昏迷，大小便失禁。在当地经县医院抢救后脱险（具体治疗不详），但遗留眩晕、呕吐、不思饮食、心悸失眠、体倦无力等不适。2年来病情反复发作，时轻时重，曾在多家医院治疗（具体治疗不详），疗效不甚理想。近5天来患者自觉症状加重，故来就诊。现症见：神疲倦怠，精神萎靡，面色㿠白，气短懒言，头晕目眩，两目昏黑，不能睁眼，卧则稍减，动则呕吐，汗出，心烦，口干，二便正常，舌质淡，苔薄白，脉沉细无力。诊断为眩晕，证属气血不足，治宜健脾养血，益髓止晕。穴取大椎、百会、风池、太阳、合谷、足三里。常规消毒后，大椎用1.5寸毫针，直刺进针1.2寸；百会用1寸毫针平刺0.8寸；风池用1.5寸毫针向鼻尖方向斜刺1寸，切忌向内上方斜刺，以防针入枕骨大孔；太阳用1寸毫针直刺0.5寸；足三里用1.5寸毫针，直刺进针1.2寸。除百会行捻转法，每分钟200转外，其余诸穴均行提插捻转行针法，得气后，留针30分钟，每隔10分钟行针一次。第1次针后患者自觉眩晕明显减轻，能睁眼说话，活动后仅感恶心，未见呕吐。连续针治3次后，眩晕大减，可做轻微活动，无呕吐，食欲增强，精神状态明显好转。治疗5次后，诸症消失，改为隔日治疗1次，共针17次病愈。随访2个月眩晕及诸症未见复发，能参加一般的体力劳动。

医案解读

本案患者为眩晕，主要症状为面色㿠白，气短懒言，头晕目眩，两目昏黑，不能睁眼，卧则稍减，动则呕吐，汗出，心烦，口干，舌质淡，苔薄白，脉沉细无力，属于中医气血不足之眩晕。中医学认为头为"诸阳之会""精明之府"，患者平素身体虚弱，加之农药中毒时剧烈呕吐，损及脾胃，脾胃虚弱，气血生化不足而致气短懒言，面色㿠白，舌质淡等。剧烈呕吐、大汗出等耗伤津液气血，致肝肾失养，脑髓失充而发眩晕。治疗取大椎、百会、风池、太阳清利头目，益髓止晕，配伍合谷、足三里以调理脾胃，补益气血。诸穴合用，上下配伍，标本兼顾，共奏清利头目，补益气血，益髓止晕之功。

【验案2】

郑某，女，65岁，1989年5月10日初诊。主诉：头晕头痛20余年，加重20天。患者20多年前经常头晕头痛，病因不明。在当地医院多次检查，未予确诊，采用对症治疗，时好时坏。稍感劳累，或情绪波动，或天气变化，则病情加重，多呈阵发性发作。近20天持续性头晕头痛，并阵发性加剧。头晕欲倒，头痛如劈，饮食难进，强食则呕吐。严重时出现昏迷，小便失禁。在当地医院行脑脊液检查无异常发现，经省医院脑CT检查诊断为脑萎缩。为进一步寻求中医治疗，故来诊。刻诊：患者形体消瘦，精神萎靡，体质虚弱，不能行走，痛苦面容，失眠，多梦，纳差，便秘，舌淡红，苔少，脉弦，右关脉大而无力。诊断为头晕痛，证属肾阴不足，虚阳上扰，治宜滋阴养血，平肝息风。穴取风池、大椎、百会、肝俞、肾俞、大肠俞。采用平补平泻手法，针刺得气后，留针30分钟，其间行针2次。起针后患者即感头晕头痛减轻，头脑清爽。翌日头晕痛明显减轻，并由持续性转为阵发性。第3日复诊，病情明显好转，并已能进少量饮食，大便已正常。经5次治疗后，除睡眠欠佳外，其余情况良好。改刺百会、大椎、风池、神门、内关、足三里、三阴交。前后共针治12次，临床症状完全消失，饮食恢复正常。

医案解读

本患者主要症状为头晕头痛，精神萎靡，体质虚弱，伴有失眠，纳差，便秘，舌淡红，苔少，脉弦，右关脉大而无力，属中医肾阴不足，虚阳上扰之头晕。该患者年老体弱，病程迁延日久，肾阴亏耗，肝失所养，髓海空虚，虚阳独亢，而致头晕痛剧烈。治宜滋阴养血，平息肝风。取风池可清脑明目，调和气血，通络止痛；大椎为诸阳之会，有平衡阴阳，调理气血之效；百会位于巅顶，可平肝息风，为治疗头晕痛之要穴；肝俞、肾俞同用，则可调补肝肾；大肠俞则有调理肠胃，增津通便之功。患者失眠，故选用神门、内关、足三里、三阴交诸穴，有强健体质，宁心安神定志之效。诸穴合用，主次分明，标本兼顾，疗效满意。

诊后絮语

眩晕是临床较为常见的一种病症，可见于西医学的高血压、动脉硬化、贫血、脑部肿瘤、神经官能症、耳源性眩晕等疾病。引起眩晕的因素很多，其因多由风火、湿痰或气血衰弱、肾阴不足、肝失其养所致。病情有轻重之不同，病性有虚实之差异。实证眩晕常有肝阳上亢证、痰湿上蒙证；虚证眩晕又有气血不足证、肾精亏损证。邵老临证强调治疗眩晕要抓主要矛盾，分清主次，做到标本兼治。临证常以大椎、风池、百会、太阳为主穴来治疗眩晕。大椎为督脉腧穴，是督脉与手足三阳经的交会穴，督脉"并脊入脑"，针刺之可宣导阳气，通督健脑，调神宁志。百会别名"三阳五会"，属督脉，位于巅顶，入络脑，明代杨继洲《针灸大成》云："主头痛目眩……百病皆治"，《胜玉歌》云："头痛眩晕百会好"，晋代皇甫谧《针灸甲乙经》云："顶上痛，风头重，目如脱，不可左右顾，百会主之"，百会具有升阳开窍，平肝息风，醒脑益髓的功能，为治眩晕之要穴。风池属于足少阳胆经穴，为足少阳、阳维脉交会穴，肝胆互为表里，肝胆内寄相火，肝为"风木"之脏，极易化火动风。"巅顶之上，惟风可到"，风池居于头项部，形象如池，是风邪易于留恋、入脑之部位，针刺之不但有祛外风的作用，还有平息内风的功效。《通玄指要赋》云："头晕目眩，要觅于风池"。可见风池是治疗眩晕的常用要穴之一。太阳位于头颞部，"头者，精明之府也，十二经气血皆上注于头"，太阳具有醒脑开窍，清利头目，疏风泄热的作用，可以治疗各类头面部疾病。合谷为手阳明大肠经之原穴，阳明经循行于面部，《玉龙歌》曰："头面纵有诸样症，一针合谷效通神"，合谷清轻升散，临床以治疗头面部疾病而见长，具有疏风解表，调理气血，通经活络，理肺调肠等作用。由于眩晕的病因病机各异，因此临证应详查病情，辨证配穴，如阴虚阳亢配肝俞、肾俞以调补肝肾；脾虚痰多配中脘、足三里以健脾除痰；

气血不足配足三里、三阴交以健脾补血；呕吐配内关、中脘以和胃降逆；头痛甚配率谷、印堂以通络止痛。诸穴合用，主次分明，远近相配，病证合参，共奏调和气血，清头明目，益髓止晕之功。

针灸治疗眩晕疗效较好，但邵老强调针刺太阳穴要直刺为主，深度以 0.5 ～ 0.8 寸为宜，否则效果不佳；针刺风池穴时，为使患者产生头脑清爽、眼睛明亮之感觉，邵老常常应用努针运气手法。邵老常说："患者出现头脑清爽、眼睛明亮之感觉，其止晕效果更著"。

由于引起眩晕的原因众多，往往虚实夹杂，因此要明确诊断，在针对原发病治疗的同时，应抓病机，执简驭繁，病证相参，以法统方，穴证相应，才可取得较好的疗效。

在调护方面，邵老强调饮食应以清淡食物为主，少食油腻厚味及辛辣刺激之品，戒除烟酒，以免助湿生痰，不利疾病恢复。

六、益髓宁神治失眠

失眠是指经常不能获得正常睡眠的一种病症，又称为"不寐""目不瞑""不得眠""不得卧"等。常见于西医学的神经官能症、更年期综合征、慢性消化不良、高血压、甲状腺功能亢进、肝病、贫血等疾病中。历代文献对本病记载较多，就其病因而言，《灵枢·大惑论》："卫气不得入于阴，常留于阳，留于阳则阳气满，阳气满则阳跷盛，不得入于阴则阴气虚，故目不瞑矣。"《灵枢·邪客》："阴虚故目不瞑。"《素问·逆调论》："胃不和则卧不安"。汉代张仲景提出"虚劳虚烦不得眠"。明代戴元礼在《证治要诀·虚损门》中提出"年高人阳衰不寐"之论。李中梓《医宗必读·不得卧》将不寐原因概括为"一曰气虚,一曰阴虚,一曰痰滞,一曰水停,一曰胃不和"。

临床常因饮食不节、情志失常、劳倦太过及病后体虚等因素诱发或加重,邪气扰动心神或心神失于濡养,心神不安,神不守舍,而致失眠。轻者入睡困难,或睡而易醒,或睡而不实,或时睡时醒,重者彻夜难眠,并可伴头痛头昏,心悸健忘,神疲乏力,心神不宁,多梦等症状。其病位在心,与肝(胆)、脾(胃)、肾密切相关。

治疗方案和操作要求

【治则】益髓宁神,清心定志。

【主穴】大椎,风池,神门,内关,三阴交。

【辨证配穴】肝火扰心配肝俞、太冲;痰热内扰配足三里、内庭;心脾两虚配心俞、脾俞;心肾不交配心俞、肾俞;心胆气虚配心俞、胆俞。头痛头晕甚者配百会、太阳、印堂;体虚、腹胀、纳差者配脾俞、足三里。

【操作要求】患者取俯卧位或侧卧位,或坐位,常规消毒后,大椎用 1.5 寸毫针直刺 1.2 ~ 1.3 寸,待针下得气后,根据患者耐受力采用相应的刺激量;风池向鼻尖方向斜刺 0.5 ~ 0.8 寸,不可向内上方斜刺,以防刺入枕骨大孔,伤及延髓,发生意外；背俞穴选用 1 寸毫针直刺 0.5 ～ 0.8 寸，针刺一定要把握深度，切忌大幅度提插，以防刺伤肺脏；百会选用 1 寸毫针，平刺 0.5 ～ 0.8 寸（图 3-1-3）；神门、内关选用 1 寸毫针直刺，进针 0.5 ～ 0.8 寸（图 3-1-4）；三阴交选用 1.5 寸毫针直刺，进针 1.2 ～ 1.3 寸（图 3-1-5）；余穴常规针刺。诸穴得气后，留针 30 分钟，每隔 10 分钟行针一次。虚补实泻。每日治疗 1 次，10 次为一个疗程，疗程间隔 3 ～ 5 日。

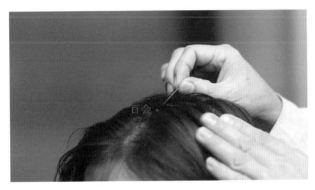

图 3-1-3 ｜ 益髓宁神治失眠百会操作

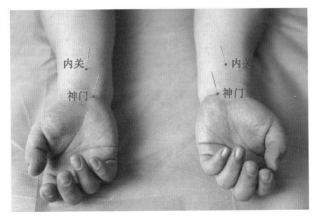

图 3-1-4 ｜ 益髓宁神治失眠神门、内关操作

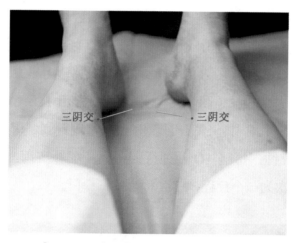

三阴交　　　　　三阴交

图 3-1-5 益髓宁神治失眠三阴交操作

典型验案

【验案 1】

王某，女，45 岁，1995 年 10 月 12 日初诊。主诉：入睡困难、多梦 1 年余，加重 1 个月。患者平素入睡困难，多梦易醒，白天神疲乏力。近 1 个月来睡眠时间极短，且噩梦纷纭，服用地西泮无效，故来就诊。现症见：入睡困难，醒后难眠，多梦，心悸，健忘，头晕目眩，肢倦神疲，舌淡，苔白，脉细弱。诊断为心脾亏虚之失眠，治宜益髓宁神，补益心脾。取大椎、风池、神门、内关、三阴交，配百会、心俞、脾俞、足三里。常规消毒后，大椎直刺 1.2 寸；风池用 1 寸毫针向鼻尖方向斜刺 0.8 寸；神门直刺 0.3 寸；内关、心俞、脾俞直刺 0.8 寸；百会平刺 0.8 寸；三阴交、足三里直刺 1.3 寸。除神门、百会用捻转补法外，其余诸穴均行提插捻转相结合之补法，每日 1 次。经 3 次针治后夜梦减少，头晕目眩基本消失，体力增加。连针 10 次诸症明显减轻。休息 3 日，按上法继针 1 个疗程，入睡正常，诸症消失而告愈。随访 1 年未复发。

医案解读

邵老认为该患者平素体质较弱，睡眠质量差，日久必致心脾亏虚，心神失养，故而出现上述一系列症状。针取大椎、风池、神门、内关、三阴交为主穴。大椎可通督宁志，平衡阴阳，调神益髓；风池具有清脑开窍，调神益髓之功；神门是心经的原穴，取之可宁心安神；内关通于阴维脉，具有清泄包络，疏利三焦，宽胸理气，宁心定志等功；三阴交能调理足三阴经之经气，健脾胃，理肝肾，清心神，益脑髓。邵老根据患者病情，在选取主穴的同时针对头晕目眩症状，配百会以升提清阳，健脑宁神；心悸配心俞宁心定悸；肢倦神疲配脾俞、足三里健运脾胃，补益气血。主配结合，功效相辅相成，临床收效迅速。

【验案 2】

王某，女，40 岁，2001 年 5 月 23 日初诊。主诉：失眠十余年，加重半个月。患者 10 年来常常夜不能眠，性情急躁易怒，记忆力减退，头部晕胀，胸胁胀满，曾到多家医院诊治，均诊为失眠，给予对症治疗，服镇静安神药可暂缓病情。近半个月服药后仅能短暂入睡，十分烦恼，经人介绍前来诊治。现症：夜卧难寐，多梦，急躁易怒，头晕目眩，胸胁胀满，口苦咽干，舌质红，苔薄黄，脉弦数。诊为肝火扰心之失眠，治宜疏肝解郁，宁心定志。选用大椎、风池、神门、内关、三阴交、百会、肝俞、太冲，常规消毒后，大椎直刺 1.2 寸；风池用 1 寸毫针向鼻尖方向斜刺 0.8 寸；神门直刺 0.3 寸；内关、肝俞、太冲直刺 0.8 寸；百会平刺 0.8 寸；三阴交直刺 1.3 寸。除神门、百会用捻转泻法外，其余诸穴均行提插捻转相结合之泻法，并配合点刺中冲，出血 10 余滴。嘱安眠药用量减半。患者首次治疗后，中午即有困意，午睡半小时，夜晚入睡较快。针刺每日 1 次，放血 3 日一次。连续治疗 5 次后，患者诉失眠症状较前明显改善，但仍时有烦躁易怒。按上法继针，连续刺血 3 次，针刺 10 次，睡眠基本正常，诸症消失。为巩固疗效，按上法治疗，隔日 1 次。共针治 16 次，失眠痊愈。随访 3 个月，未见反复。

医案解读

该患者失眠因情志诱发，且证见一派肝火上炎之象，辨证明确为肝火扰心，其病位在脑、心、肝。"脑为神明之府"，故取大椎、百会从督脉论治，通督健脑，调神定志；风池乃是邻近取穴，是足少阳、阳维之会，对肝胆火盛者，清泻肝胆之火，通窍宁神作用较为突出；神门、内关乃是从心论治，是治疗失眠的常用组穴，《灵枢·九针十二原》云："五脏有疾，当取之十二原"，神门为手少阴心经原穴，为心气出入之门户，临床擅调心，治神志病；内关为手厥阴心包经与阴维脉交会穴，《难经》谓："阴维为病苦心痛"，其调心功能强大，既可以双向调整心率，又可宁心安神；三阴交可调理足三阴经之经气，健脾胃，理肝肾，调阴阳，使阴可潜阳，阳可入阴，安神定志则可睡眠；肝俞、太冲乃是从肝论治，肝俞是肝脏精气输注于背部的腧穴，太冲是足厥阴肝经之原穴，其疏肝解郁，清泻肝火功效明显。中冲是手厥阴心包经井穴，点刺出血能泻心火，宁神志。

💬 **诊后絮语**

睡眠犹如水、食物一样对人必不可少，良好的睡眠有助于消除疲劳，巩固记忆，增强免疫力，促进生长发育，对于维持机体健康有重要的作用。随着社会的发展，生活节奏的加快，工作压力的增大，生活水平的提高，失眠的发病率越来越高，严重影响着人们的身心健康。《灵枢·寒热》云："阳气盛则瞋目，阴气盛则瞑目"，先秦《击壤歌》云："日出而作，日入而息"，要顺应自然规律，改变不良生活习惯，维持自身内环境与外环境阴阳交替的协调，过多兴奋阳气或消散阴气，都会导致瞋目神乱难眠。

由于引起失眠的原因很多，临床辨证当分虚实，实者多因肝火、痰热等邪热扰心，虚者多见心、脾、肾、肝、胆诸脏亏虚，导致阴血不足，心神失养，从而使心神不宁。故治疗当调精神情志，消除患者顾虑和紧张情绪。生活起居有规律，晚餐不宜过饱；睡前不吸烟，不饮茶和咖啡等刺激性饮料，不看刺激性书籍和电视，少思考，睡前用热水洗脚。睡眠多采取右侧卧位，使全身肌肉放松，呼吸顺畅，心脏、肺脏及胃肠代谢活动降到最低点，使脏腑组织功能处于良好的休息、恢复和重新积累能量的状态，从而进入睡眠的良性循环。

七、通督健脑治癫痫

癫痫古称痫病，癫是指僵仆抽风，痫是指间歇性发作，又因发作时，有似猪羊叫声，故俗称"羊痫风"。本病以发作时突然仆倒，昏不知人，口吐涎沫，两目上视或口中作猪羊叫声，移时苏醒，醒后如常人，为其临床主要特征。中医学认为癫痫的发病与多种因素相关，如先天因素、后天劳伤、情志不畅、外感六淫、暴受惊恐或他病之后，但究其根本，乃是诸多因素导致机体邪气内伏、阴阳失衡、元神失控、清窍被扰而发为本病。如《素问·奇病论》曰："人生而有病癫疾者……病名为胎病，此得之在母腹中时，其母有所大惊，气上而不下，精气并居，故令子发为癫疾也。"宋代陈无择《三因极一病证方论·癫痫叙论》云："癫痫病，皆由惊动"。许多医家认为本病的主要病因是"痰"，如金元朱丹溪《丹溪心法·痫》云："无非痰涎壅塞，迷闷孔窍"，《医学纲目》云："癫痫者，痰邪逆上也"，《寿世保元·癫证》云："风痰上涌而痫作"，因而有"痫为痰蓄，无痰不作痫"之说。王清任《医林改错》认为，痫证的发生与"元气虚"和"脑髓瘀血"有关。

癫痫病因虽多，但不外乎风、火、痰、瘀、虚五个方面。其病位在脑，病机特点为邪实正虚，脾肾功能失调致痰饮滋生，痰扰则肝风内动，心神无主，反复发作又致心、肝、脾、肾内亏。邪实者，以痰为主，郁火、气逆为之扰动，痰扰风动，心神被蒙，此乃发作期病机。素体内亏，反复发作，致使心、肝、脾、肾虚损，伏痰内隐，虽无症状，但易为诱因所激发，乃间歇期之病机。

 治疗方案和操作要求

【治则】通督健脑，宁志定痫。

【主穴】发作期：百会，水沟，合谷。间歇期：大椎，风池，百会，筋缩，腰奇（尾骨端直上2寸，骶角之间凹陷中）。

【辨证配穴】昼发配申脉；夜发配照海；痰多配丰隆；抽搐不止配涌泉；心烦、失眠配神门；胸闷配内关；久病发作频繁者配肝俞、肾俞；多梦、记忆力减退配四神聪、神门、间使；纳差配足三里、中脘。

【操作要求】患者取侧卧屈髋屈膝体位，皮肤常规消毒后，百会向后平刺进针0.5～0.8寸（图3-1-6）；水沟采用1寸毫针，向上斜刺0.3～0.5寸；合谷用1寸毫针，直刺0.5～0.8寸（图3-1-7）；大椎选用1.5寸毫针，快速刺入皮下，缓慢进针1.2～1.3寸；风池采用1寸毫针，向鼻尖方向针刺0.5～0.8寸，不可向内上方斜刺，以防刺入枕骨大孔，伤及延髓，发生意外（图3-1-8）；腰奇用3～5寸毫针沿督脉（皮下）向上平刺，进针2.8～4.5寸，使针感向上传导（图3-1-9）；背部腧穴均选用1寸毫针，直刺0.5～0.8寸；余穴均按常规操作。

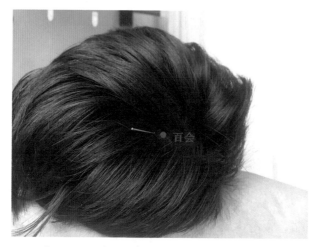

图 3-1-6 │ 通督健脑治癫痫发作期百会操作

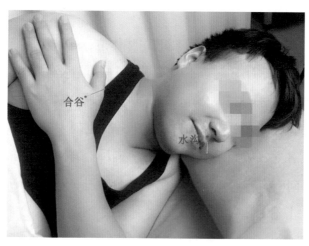

图 3-1-7 │ 通督健脑治癫痫发作期水沟、合谷操作

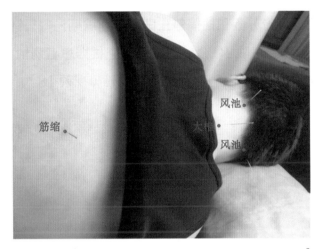

图 3-1-8 │ 通督健脑治癫痫间歇期大椎、风池、筋缩操作

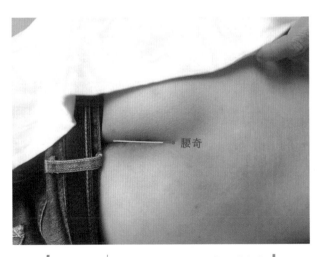

图 3-1-9 │ 通督健脑治癫痫间歇期腰奇操作

发作期：百会采用捻转泻法；水沟采用雀啄法；合谷用提插捻转泻法。患者苏醒和抽搐停止即可。间歇期：每日针治1次，留针30分钟，每隔10分钟行针一次。根据患者病情，虚补实泻，10次为一个疗程，疗程间休息3日。（视频18）

视频18 │ 通督健脑治癫痫

📑 典型验案

【验案1】

郝某某，女，20岁，1993年6月15日初诊。主诉：癫痫4年余，加重半年。患者4年前与家人吵架时突然昏仆，不省人事，四肢抽搐，口吐白沫，牙关紧闭，1分钟后苏醒，当时未引起重视，之后每遇情志变化时发作，到当地某医院行脑电图检查诊断为癫痫，服用中药后病情有所控制。近半年发作次数突然增多，严重时每周发作1~2次，每次发作3~5分钟，服用抗癫痫药效果不明显，故前来就诊。现症见：精神抑郁，失眠多梦，记忆力差，食欲不振，舌淡，苔白稍腻，脉沉无力。诊断为癫痫，证属心脾两虚。治宜通督健脑，宁志定痫。穴位选取大椎、风池、百会、筋缩、腰奇，配神门、间使、足三里、脾俞。诸穴均采用平补平泻法。每日针1次，留针30分钟，每隔10分钟行针一次，10次为一个疗程，疗程间隔 5 日。第 1 个疗程治疗期间曾发作 1 次，但很快苏醒，余症有所减轻。连续治疗 3 个疗程后，癫痫未发作，失眠多梦、记忆力差、食欲不振等症状基本消失。上方去神门、间使、足三里、脾俞，继续治疗 2 个疗程，病愈。随访 10 年，未复发。

医案解读

本案患者主要症状为精神抑郁，失眠多梦，记忆力差，食欲不振，舌淡，苔白稍腻，脉沉无力，属于中医癫痫之心脾两虚证。中医学认为"脑为髓海"，《难经·二十八难》云："督脉者，起于下极之俞，并与脊里，上至风府，入属于脑。"癫痫病位在脑，该患者得病之初因情志过激引起，后未予重视，留下宿根。随后久治不愈，反复发作，元气受损，气血失调，导致脑髓失养而发本病。穴取大椎、风池、百会、筋缩、腰奇，以通督健脑，宁志定痫，配神门、间使、足三里、脾俞以补益心脾，安神定志。主配结合，功效相得益彰，获得了满意疗效。

【验案 2】

赵某某，女，7 岁，1982 年 9 月 14 日初诊。主诉：癫痫 3 年，加重半年。患者 3 年前在受惊吓后发生突然昏仆，不省人事，四肢抽搐，口吐白沫，牙关紧闭，约 2 分钟后苏醒，此后每月发作 1 次。3 年来发作频率和时间有增加趋势，尤其是近半年来病情加重，2 ~ 3 日发作 1 次，甚至一日发作数次。每次发作四肢抽搐，牙关紧闭，两目斜视，全身强直拘急，小便失禁，约 3 ~ 5 分钟缓解。在当地医院经脑电图检查后诊断为癫痫，服用中西药物治疗后，疗效不明显，故来寻求针灸治疗。现症见：体质瘦弱，精神抑郁，表情淡漠，记忆力差，舌淡，苔白，脉沉细无力。诊断为癫痫，证属虚风内动，治宜通督健脑，宁志定痫。穴取大椎、风池、筋缩、百会、腰奇、足三里、中脘。每日针治1次，留针30分钟，每隔10分钟行针一次，连针3日，未发作，改为间日针治1次。共针30次，观察3年，未见复发。

医案解读

本案患者主要表现为体质瘦弱，精神抑郁，表情淡漠，记忆力差，舌淡，苔白，脉沉细无力，属中医癫痫之虚风内动证。患者因受惊吓而发病，如《寿世保元·痫证》曰："盖痫疾之原，得之惊，或在母腹之时，或在有生之后，必因惊恐而致疾。"《续名医类案》云："惊人心受之则癫痫。"这些都说明痫病多因暴受惊恐，气机逆乱，损伤脏腑，肝肾受损，致阴不敛阳而生热生风；脾胃受损则精微不布，痰浊内聚，风、痰、瘀上逆阻塞脑络，而致癫痫，因病致虚是造成病久不愈的原因之一。穴取大椎、风池、筋缩、百会、腰奇，以通督健脑，宁志定痫，配足三里、中脘以补益脾胃，一则促使气血生化有源；再则化湿除痰以利窍络。诸穴合用，主配结合，标本兼顾，功效相得益彰，获得了满意疗效。

诊后絮语

癫痫是一种由于脑内神经元突然异常放电所引起的短暂大脑功能失常的疾病。由于异常放电神经元的部位不同，临床上可出现短暂的运动、感觉、意识、行为及自主神经等单独或组合出现的功能障碍。本病有原发性和继发性两种，原发性多见于青少年和儿童，老年较少见，有先天和后天之因，多由伤食、痰积、惊恐引发，久则可使心、肝、脾、肾功能失调，导致肝风内动，痰火上逆而发病；继发性年龄不限，可因先天性脑缺陷或其他脑病，如脑炎、脑膜炎、脑肿瘤、脑外伤、脑寄生虫病所致。中医学认为本病多因风、火、痰、瘀、虚等因素夹杂而致。《内经》云："督脉为病，脊强反折。"督脉经气不利，可致阴阳失调，气血逆乱，风、火、痰、瘀夹杂而出现颈项强直，角弓反张，甚至抽搐等症。

　　中医治疗癫痫最能体现出中医整体观、辨证论治的优势，众所周知，整体观、辨证论治是中医特色，亦是中医临证的精华所在。在治则方面，可以予以扶正与祛邪两个方面的有机结合，同时根据患者不同病机，采用不同治疗方法，以达到标本兼治的目的。邵老根据癫痫临床表现与督脉的循行"并与脊里……入属于脑"及致病特点，并结合中医理论，提出"通督健脑，宁志定痫"法治疗癫痫，发作期穴取百会、水沟、合谷，间歇期取大椎、风池、百会、筋缩、腰奇为主。百会位于巅顶，又名"三阳五会"，是督脉、足太阳膀胱经、足少阳胆经、手少阳三焦经和足厥阴肝经之所会，为百脉朝会之处，故命名为"百会"，具有升阳益气，安神益智，醒脑开窍，通络息风之功效；水沟属督脉，督脉入络脑，"脑为元神之府"，此穴针刺异常敏感，针感能走向头脑，可调节督脉经气，具有开窍醒神，强脊解痉，通经活络等作用；合谷为手阳明大肠经的原穴，阳明经多气多血，故具有较强的行气活血之力，此外，合谷并有养血养筋，平肝息风止痉的作用；大椎具有宣通阳气，祛邪定志，宁神益髓之功；风池位于脑后，乃风邪汇集入脑之要冲，具有除风醒脑，开窍益聪之效；筋缩是督

脉穴，取之可舒筋活络，镇痛止痉；腰奇为经外奇穴，是治疗癫痫的必取穴，具有醒脑开窍，镇静止痉作用。邵老取腰奇穴治疗癫痫始于20世纪60年代初，有一癫痫持续发作患者，昏迷抽搐，躁动不安，用中西药治疗无效，便邀针治。初取常规穴位，未能见效，病情越发严重，便取腰奇穴向上沿皮刺入，约2分钟左右，抽搐躁动停止，神志恢复正常。从此，便引起邵老对腰奇穴的重视，并认为治疗本病，不论发作与否均必取之。由于癫痫病因病机复杂，邵老临证重视辨证施治，常根据病情配伍他穴，如昼发配申脉，夜发配照海，可平衡阴阳；痰多配丰隆以健脾祛痰；抽搐不止配涌泉以醒脑止抽；心烦、失眠配神门以安神定志；胸闷配内关以宽胸理气；久病发作频繁者配肝俞、肾俞补益肝肾；多梦、记忆力减退配四神聪、神门、间使以调神宁志；纳差配足三里、中脘以调胃健脾。

西医治疗癫痫的药物有一定作用，可控制部分患者癫痫发作，但用药时间较长，许多患者需终身服药。这些药物具有一定的毒副作用，对机体可产生诸多不良反应，还可产生对药物的依赖性或耐药性。而针灸治疗癫痫历史悠久，方法较多，疗效肯定。邵老在几十年的临床实践中，积累了丰富经验，他指出针灸治疗癫痫的关键在于缓解期，不仅可用针灸治疗，而且还可根据病情配用中药内服。邵老自拟"定痫丸"（药物组成见用药特色内容），主治癫痫日久不愈，痰瘀互结证。用本方作散剂久服，可使顽痰陈瘀渐消缓散，邪去而正自复。长期服用，对根治癫痫亦有一定疗效。

八、沿皮透刺针法治疗面瘫

面瘫是以患侧面部肌肉运动功能障碍，表现为眼睑不能闭合，眼裂变大，额纹消失，鼻唇沟变浅，腮缓宿食，口角向健侧歪斜等面部表情肌瘫痪的病证。最早见于《黄帝内经》，称之为"口喎""口僻""僻""卒口僻"，在《三因极一病症方论》中首次出现"口眼喎斜"的说法。后世医家多称"面瘫""吊线风""歪嘴风"等。古代文献对面瘫的病因病机也有论述，如《诸病源候论·妇人杂病门》所言："偏风口喎，是体虚受风，风入于夹口之筋也"，《医学入门》曰："风邪初入反缓，正气反急，牵引口眼喎僻"，指出风邪是面瘫发病的外在因素。《类证治裁·中风》云："口眼喎斜，血液衰涸，不能荣润筋脉"，指出了本病的内在因素。

面瘫的发生多因人体正气不足，络脉空虚，风邪乘虚入中头面阳明、少阳脉络，造成经气阻滞，经筋失其所养，肌肉弛缓难收而发病。西医学认为可能是由于受凉风吹袭引起小动脉痉挛，面神经水肿，血管受压缺血，使面神经的血液供应障碍，影响神经的传导，支配面肌运动的功能丧失而发病。

治疗方案和操作要求

【治则】通经活血，濡养筋脉。

【主穴】阳白，攒竹，丝竹空，四白，下关，地仓，颊车，合谷。

【随证配穴】耳后乳突部疼痛配翳风、完骨；枕后疼痛配风池；耳廓热痛配耳尖放血；头晕耳鸣配中渚、太冲；头痛配太阳；面颊板滞不适配颧髎；病久体弱配足三里。

【操作要求】患者取坐位或卧位，常规消毒后，取患侧地仓、颊车二穴，选用 1.5 寸毫针沿皮相互透刺；阳白、攒竹、丝竹空三穴均选用 1 寸毫针，沿皮透刺至鱼腰；四白选用 1.5 寸毫针，沿皮向下透刺至地仓；下关选用 1 寸毫针直刺 0.5 ～ 0.8 寸；合谷（两侧交替）用 1 寸毫针，针尖稍向上斜刺，刺入 0.5 ～ 0.8 寸，采用提插捻转运气手法（即术者发气于针柄），可使针感向上传导，若传至面颊部效果最佳（图 3-1-10，图 3-1-11）。

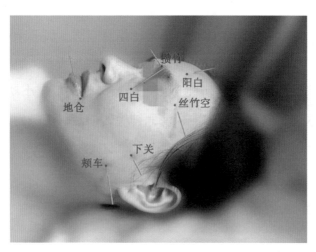

图 3-1-10 沿皮透刺针法治疗面瘫主穴操作 1

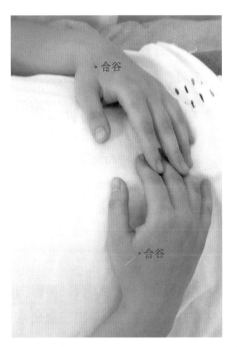

图 3-1-11 ┃ 沿皮透刺针法治疗面瘫主穴操作 2

初病每日针刺 1 次，每次留针 30 分钟，每隔 10 分钟行针一次，针用泻法，10 次为一个疗程，一般 1 个疗程即可治愈。如不愈者，可改为隔日针刺 1 次，针用补法，地仓、颊车、足三里加灸。病久者，可根据病情配合走闪罐治疗。

典型验案

【验案 1】

尹某某，男，56 岁，1991 年 6 月 19 日初诊。主诉：左侧口角歪斜 1 周。患者 1 周前因晚餐时饮酒过量，深夜突然觉得腹部不适，随即外出，外出时自觉稍有凉感，未出现其他特殊不

适。次日晨起即觉左侧面部麻木不适，口眼歪斜。在当地某医院电针治疗 3 次未效，故来诊治。现症见：左眼不能闭合，鼻唇沟消失，口角向右侧歪斜，鼓腮漏气，口水外流。诊断为面瘫，证属风寒外袭，治宜通经活血，濡养筋脉。穴取阳白、攒竹、丝竹空、四白、下关、地仓、颊车、合谷。除合谷外，均取患侧穴位，按上法操作，用提插捻转运气手法，患者即感整个左侧面部有温热感，次日复诊，明显好转。如法共针 10 次，面部诸症消失，功能恢复正常。

🔍 医案解读

本案患者主要症状为左眼不能闭合，鼻唇沟消失，口角向右侧歪斜，鼓腮漏气，口水外流，属中医面瘫风寒证。该患者乃大量饮酒后，正气不足，脉络空虚，风寒之邪乘虚而入面部脉络，致使脉络瘀阻，经筋失养，弛缓不收而发口眼歪斜之证。治疗取阳白、攒竹、丝竹空、四白、下关、地仓、颊车、合谷，以通经活血，濡养筋脉。邵老认为针灸治疗面瘫时机非常重要，应及早给予治疗，而且应根据面瘫所处的不同时期灵活运用适宜手法。对早期虽用泻法，但一定要注意不可用强刺激手法。本病为经络气血瘀阻所致，采用沿皮透刺法治疗，可加强宣通局部经络气血的作用，使筋脉得以即时濡养，从而达到缩短病程、提高疗效的目的。

【验案 2】

王某，女，41 岁，2014 年 12 月初诊。主诉：口眼歪斜 3 个月余。患者 3 个月前因外感风寒而自觉右眼闭合不全，嘴角歪向左侧，初发时使用糖皮质激素、维生素、艾灸等方法，连续治疗 3 个月，效果欠佳，遂来就诊。刻诊：右侧额纹消失，眼裂增大，闭眼不能，抬眉困难，右鼻唇沟平坦，口角偏向左侧，右侧鼓腮漏气。常感神疲乏力，舌暗淡，苔薄白，脉沉细。诊断为周围性面瘫气血不足证，治以祛风和络，益气活血。取穴阳白、攒竹、丝竹空、四白、下关、地仓、颊车、合谷，配太阳、夹承浆、太冲、足三里。地仓、颊车二穴，选用 1.5 寸毫针沿皮相互透刺；阳白、攒竹、丝竹空三穴均选用 1 寸毫针，沿皮透刺至鱼腰；四白选用 1.5 寸毫针，沿皮向下透刺至地仓；下关、太阳、太冲三穴选用 1 寸毫针直刺 0.8 寸；夹承浆选用 1 寸毫针，向外平刺 0.8 寸；合谷选用 1 寸毫针，针尖稍向上斜刺，采用提插捻转运气手法，使针感向上传导；足三里选用 1.5 寸毫针直刺 1.3 寸。每次留针 30 分钟，每隔 10 分钟行针一次。10 次为一个疗程。治疗 1 疗程后，患者右侧额纹出现，右眼可以闭合，嘴角歪斜有所改善。休息 3 日之后，进入第 2 个疗程治疗，效不更方。第 8 次针刺后，配合走、闪罐法治疗。2 个疗程结束后，患侧额横纹、鼻唇沟显现，双侧眉毛基本平齐，右眼闭合严密，嘴角可以正常牵拉。为巩固疗效，令其休息 3 日后，隔日治疗 1 次。继针 5 次，口角已无歪斜，右侧表情肌活动自如，功能完全恢复正常。治疗不足 3 个疗程，告愈。

医案解读

该患者面瘫 3 个月余，由于面瘫日久，气血亏虚，营卫不和，阴阳失衡，经筋、肌肉失养显著。所以根据其临床症状，在选取阳白、攒竹、丝竹空、四白、下关、地仓、颊车、合谷的基础上，配太阳、夹承浆、太冲、足三里。太阳、夹承浆可加强疏通局部经气的作用，通经活络；太冲是足厥阴肝经原穴，针治可祛风邪，通经络，《百症赋》曰："太冲泻唇喎以速愈"；足三里乃足阳明经合穴，健脾和胃，补益气血，以顾护正气。结合走、闪罐可促进面部血液循环，改善局部组织的营养状况，能明显提高机体功能，针罐结合得当，则使病愈。

💬 诊后絮语

面瘫为临床常见病之一，西医学认为是由于茎乳突孔内面神经的急性非化脓性炎症导致该神经组织缺血、水肿受压而引起。中医学认为面瘫主要是因络脉空虚，外邪侵袭而发病。

临证诊治面瘫，除探求病因外，也应根据经脉循行选取穴位。其病位在面，古人云："风邪多犯阳经"，阳明经循行于面部，故取面部的阳明经穴为主，配合太阳、少阳经穴，以疏通面部经气。穴取阳白、攒竹、丝竹空、四白、下关、地仓、颊车、合谷，以通经活血，濡养筋脉。攒竹为足太阳经穴，可散寒通络，祛风明目；地仓、下关、四白、颊车为足阳明经穴，足阳明经为多气多血之经，取之可行气活血，扶正祛邪；四白、攒竹、丝竹空位于眼轮匝肌中，与其他腧穴一起采用透刺法，可刺激面神经所支配的肌肉，改善局部的微循环，消除面神经水肿，促进神经组织代谢，提高神经兴奋性，达到祛风牵正、活血止痛的目的。采用透刺法可激发经络之气，鼓舞阳明经气，健运脾胃以培气血生化之源，促进气血运行，通经活络，使气血畅顺，营卫和调，肌肉经筋得以充足濡养，颊筋自利而僻得愈。此法的特色是直达病所，发挥针刺"通经络，调气血，荣经筋"的作用。诸穴配合透刺法，治疗面瘫的功效相得益彰。临证中邵老根据患者伴随症状不同，选用不同的配穴，如耳后乳突部疼痛配翳风、完骨以缓解疼痛；枕后疼痛配风池以祛风止痛；耳廓热痛配耳尖放血，以清泻热邪；头晕耳鸣配中渚、太冲以息风止痉；头痛配太阳以通络止痛；面颊板滞不适配颧髎以疏通局部经络；病久体弱配足三里以补益正气。

邵老认为治疗本病介入时机非常重要，应及早采用针灸治疗。若本病早期失治误治，迁延日久，正气亏虚，邪气深入，瘀血留滞，面部筋脉长期失于濡养，筋肉弛缓不收或筋脉拘急可导致后遗症的发生。在治疗期间，应嘱患者注意面部保暖，勿用冷水刷牙、洗脸，外出时，特别是冬季要戴口罩，以避免风寒侵袭，影响疗效，并嘱患者将双手掌搓热后在患侧反复自行按摩，使面部肌肤有热感为度，以改善局部血液循环，提高治疗效果，利于面肌功能的恢复。

九、静而久留针法治疗面肌痉挛

面肌痉挛是阵发性不规则的一侧面部肌肉不由自主抽搐为特点的疾病。面肌痉挛为西医学的病名，从临床症状来看，其散见于中医"筋惕肉𥆧""眼睑𥆧动""胞轮振跳""风证""口僻""面风""振掉"等病的症状群中。最早的文字记载《灵枢·经筋》曰："颊筋有寒，则急引颊移口。"唐代王焘的《外台秘要》又云："三阳之筋，并络于颔颊，夹于口，诸阳为风寒所客则筋急。"《千金

翼方》中有"夫眼睭动、口偏僻、舌不转者，灸口吻边横纹赤白际左右"的记载。《备急千金要方》中云："夫眼睭动，口唇动，偏㖞，皆风入脉"，这里的文字中先说"眼睭动、口唇动"而后述"偏㖞"，符合面肌痉挛的症状及发病特点。

本病多由风邪致病，《圣济总录·诸风门》指出"肌肉睭动，命曰微风，盖邪搏分肉，卫气不通，阳气内鼓，故肌肉睭动，然风之入脉，善行数变，亦为口眼睭动偏㖞之病也"。"风"有外风、内风之分，外风多为病因，内风多为本源，而肝风内动是本病的病机关键。本病的发生多由正气不足，外邪乘虚而入，致使筋脉发生拘急牵引；或素体脾胃虚弱，气血化源不足，致使肌肉失养；或肝木乘土，筋失濡养，虚风内动，可致眼胞颜面筋肉发生跳动；肝血虚或肝肾阴虚，水不涵木，阴液亏少，筋脉失荣，虚风内动也可导致面肌痉挛。

治疗方案和操作要求

【治则】补血养肝，息风止痉。

【主穴】风池，四白，地仓，合谷。

【随证配穴】面肌痉挛重者，可配颧髎、下关。

【操作要求】患者取坐位或侧卧位，常规消毒后，风池选用1寸毫针，向鼻尖方向刺入0.5～0.8寸，行提插捻转手法，使局部产生酸胀针感，并向头部、前额、眼眶部位扩散（图3-1-12）；四白用1.5寸毫针沿皮向下平刺1～1.2寸；地仓选用1.5

寸毫针沿皮透向颊车（图 3-1-13）；合谷选用 1 寸毫针直刺 0.5 ~ 0.8 寸。

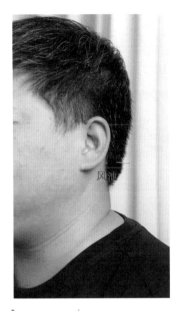

图 3-1-12 | 静而久留针法治疗面肌痉挛风池操作 |

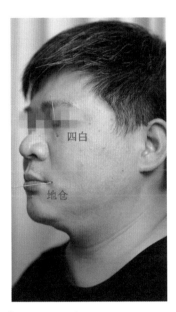

图 3-1-13 | 静而久留针法治疗面肌痉挛四白、地仓操作 |

每日针刺 1 次，留针 1 小时，留针期间一般不行针。也可根据病情，将留针时间延长，并行平补平泻手法 1 ~ 2 次。10 次为一个疗程，疗程间休息 3 日。（视频 19）

▶ 视频 19 | 静而久留针法治疗面肌痉挛

📑 典型验案 ....

　　李某，女，39岁，1998年5月18日初诊。主诉：右侧面部肌肉抽动2年，加重半年。患者2年前不明原因突然出现右侧面部肌肉抽动，抽势较轻，经中、西药治疗病情有所缓解。近半年因工作较忙，精神紧张，病情加重，每天面部肌肉抽搐次数无法计数，尤其在劳累、情绪激动、受寒等情况下，面肌抽搐不止，再用中西药多方治疗，无法控制，痛苦异常，经人介绍前来求治。现症见：精神不振，右眼及右侧面部肌肉不自主抽搐，阵发性加重，面肌抽搐时口角向右侧歪斜，饮食尚可，睡眠欠佳，大小便正常。舌淡红，苔薄，脉细稍弦。诊断为面肌痉挛，证属肝血亏虚，肝风内动。治宜平肝祛风，通经活络，调和气血。穴取风池、四白、地仓、合谷，针刺采用"静而久留"之法，留针1小时，留针期间不行针。经1个疗程针治后，症状基本消失，令其休息。在休息期因受寒病又反复，继针5次症状消失。为巩固疗效，改为隔日针治1次。前后共针3个疗程，其病痊愈。随访半年余，未见发作。

🔍 医案解读 ....

　　本案患者为面肌痉挛，主要症状为精神不振，右眼及右侧面部肌肉不自主抽搐，阵发性加重，面肌抽搐时口角向右侧歪斜，饮食尚可，睡眠欠佳，大小便正常。舌淡红，苔薄，脉细稍弦。属于面肌痉挛之肝血亏虚，肝风内动证。

　　中医认为该病多与风邪有关。风邪多伤及头面部位，《备急千金要方》中记载"夫眼瞤动，口唇动，偏㖞，皆风入脉"，

《素问·调经论》中说："血气未并，五脏安定，肌肉蠕动，命曰微风"，把肌肉的抽动、颤动归为风。患者精神紧张、情绪激动时则面肌抽搐不止，说明与肝密切相关，因肝血不足，血虚生风，循经上扰致面肌抽搐；正气不足，脉络空虚则劳累、受寒时病情加重。根据引起本病之病因、病位之所在，采用局部近取与循经远取相结合，风池为足少阳胆经穴，多用于治疗风疾，具有平肝祛风，通经活络，调和气血等功，是治疗面肌痉挛之要穴；四白、地仓同属足阳明经穴，局部近取以疏通局部经气，调理面部之气血；合谷为手阳明经原穴，善治表证及头面五官诸疾，通经活络，祛风解痉。四穴同用，功效相得益彰。

💬 **诊后絮语**

面肌痉挛是阵发性不规则的一侧面部肌肉不自主抽搐为特点的疾病。多发生于中老年人，尤以女性较为多见。该病初起之时多为眼轮匝肌间歇性抽搐，逐渐缓慢地扩散至一侧面部的其他面肌。口角肌肉抽搐最易为人注意，严重者甚至可累及同侧的颈项肌群。抽搐的程度轻重不等，可因疲倦、精神紧张、自主运动而加剧，但不能自行模仿或控制，入睡后抽搐停止。面肌痉挛可分为原发性、继发性两种，原发性面肌痉挛在静止状态下也可发生，痉挛数分钟后缓解，不受控制；继发性面肌痉挛即面瘫后遗症产生的面肌痉挛，多在做眨眼、抬眉等动作时出现。

根据引起本病之病因、病位之所在，治疗取穴采用局部近取与循经远取相结合，穴取风池、四白、地仓、合谷为主穴。风池属足少阳胆经，居头项部，是风邪易于留恋的部位，既可驱外风，又可息内风，具有平肝祛风，通经活络，调和气血等功效，是治疗面肌痉挛之要穴；四白、地仓同属足阳明经穴，局部近取以疏通局部经气，调理面部之气血；合谷为手阳明经原穴，可解表、通络，善治表证及头面五官诸疾，通经活络，祛风解痉。四穴同用，功效相得益彰。面肌痉挛重者，可配颧髎、下关。

面肌痉挛是反复发作性疾病，该病属于Ⅱ级针灸病谱，针灸对本病有一定的缓解作用。临证应分析病因、病位，治疗中重视手法操作，以达到最佳治疗效果。针灸治疗的方法非常重要，邵老强调"以静制动"，运用"静而久留"针法，即轻刺激，久留针，不行针，或少行针。对于面神经兴奋性增高、神经放电频繁而致的痉挛性疾病，运用行针少、留针时间长之法，既能避免面肌兴奋性增加诱发痉挛，又能起到持久的治疗作用。

本病病程长，易反复发作，常影响患者日常生活。应嘱患者生活规律，劳逸结合，避免过度劳累，天气寒凉应注意避寒。要保持良好情绪，避免精神紧张、焦虑、烦躁等不良情绪。

十、透刺久留针法治疗三叉神经痛

三叉神经痛，是位于面部三叉神经分布区内突然发作的刀割样、电击样、烧灼样剧烈疼痛，具有突发突止，历时短暂，由面部扳机点触发疼痛，反复发作，经久不愈等特点。中医学称之为"面痛""偏头风""雷头风""厥头痛"等，如《素问·刺热》有"两颌痛""颊痛"之名。《难经》中记载："手三阳之脉，受风寒，伏留而不去者，则名厥头痛，入连在脑者，名真头痛"，隋代巢元方《诸病源候论·头面风候》曰："头面风者，是体虚，诸阳经脉为风所乘也"，说明本病由感受外界风寒之邪引起。清代张璐《张氏医通·面痛》分析三因为患，曰："老人过劳"，"郁结胃热"，"恼怒伤肝，肝胆火逆"，且曰"面痛皆因于火，而有虚实之殊"，进一步阐述了面痛的虚实之辨。明代王肯堂《证治准绳·面痛》认为："面为阳明部分，而阳维起于诸阳之会，皆在于面，故面痛皆因于火"。明代龚信《古今医鉴》认为面痛为胃脉病，曰："面痛专属胃，手足六阳之经虽皆上至头，而足阳明胃之脉，起于鼻交颏中，入齿挟口环唇，循颊车，上耳前，过客主人，维络于面，故面病专属于胃"。

总之，三叉神经痛的病因可分为外感、内伤两大类。外感常由风寒之邪袭于阳明筋脉，寒性收引，凝滞筋脉，气血痹阻，遂致面痛；或因风热毒邪，浸淫面部，影响筋脉气血运行而致面痛。内伤多由阳明燥热，循经上扰，遂致头面疼痛；情志不遂，肝失条达，肝郁化火，肝火上扰头面，灼伤经络，则见头面疼痛；情志不遂，或因病久入络，可致气滞血瘀，不通则痛。

治疗方案和操作要求

【治则】疏通经络，调理气血。

【主穴】风池，太阳，下关（或太阳透下关），合谷。

【随证配穴】Ⅰ支痛配阳白透鱼腰；Ⅱ支痛配四白透巨髎；Ⅲ支痛配颊车透地仓。

【操作要求】患者取坐位或卧位，常规消毒后，下关选用 1.5 寸毫针直刺，刺入 1 ～ 1.3 寸，使针感放射至面颊、舌、上颌、下颌等处；风池、太阳、合谷选用 1 寸毫针直刺，刺入 0.5 ～ 0.8 寸（图 3-1-14）；太阳透下关，选用 2.5 ～ 3 寸毫针，刺入 1.5 ～ 2.5 寸，使局部产生酸胀感并扩散至半侧颜面部；四白、阳白用 1.5 寸毫针分别透向巨髎、鱼腰；颊车与地仓用 1.5 寸毫针对刺。行针时四白、阳白、颊车、地仓以捻转为主，提插为辅，其他诸穴均采用提插捻转相结合的行针手法。若正当疼痛发作之时行强刺激手法，采用"动留针"，若处于疼痛间歇期行轻刺激手法，并给予"静留针"。诸穴针刺得气后采用"久留针"之法，留针时间不能少于 60 分钟。每日治疗 1 次，连续 10 次为一个疗程，一般治疗 3 个疗程。每疗程间隔 3 日。（视频 20）

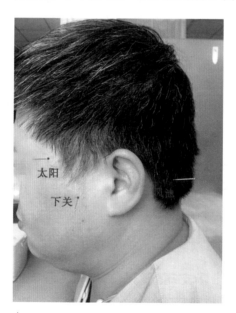

| 图 3-1-14 | 透刺久留针法治疗三叉神经痛太阳、下关、风池操作 |

▶ 视频 20 | 透刺久留针法治疗三叉神经痛 |

🗂 典型验案

周某，女，42 岁，1992 年 8 月 18 日初诊。主诉：面痛 12 年，加重 1 个月余。患者 12 年前不明原因突然出现面部剧烈疼痛，经中西药（具体用药不详）多方治疗后疼痛消失。4 年后病情复发，剧烈疼痛，经中西药、民间众多方法治疗后疼痛消失。本次发作经中西药治疗后，效果欠佳，故前来寻求针灸治疗。现症见：右侧面部电击样、刀割样疼痛，每日发作数十次，每次持续数秒至 3 ~ 5 分钟，不敢嚼硬物，仅能进流食，甚至张口哈欠、说话即可诱发疼痛，伴有流泪，舌红，苔微黄，脉弦数。诊断为三叉神经痛，属面痛之风热上扰证，治宜疏通经络，调理气血。穴取风池、下关、合谷、太阳、四白、颊车、地仓。经针刺得气，疼痛有所缓解，留针 1 小时后起针，疼痛消失。二诊述疼痛时间缩短，程度减轻。继用上法治疗，留针期间疼痛大作，行针无法控制，当即用 3 寸毫针从太阳进针穿过颧弓向下关方向透刺，进针 2.5 寸，施以捻转泻法，使局部产生强烈的酸胀、麻木感并扩散至半侧颜面部，疼痛渐渐缓解，起针时疼痛未再发作。三诊述疼痛次数减少，时间缩短，程度减轻。仍按上法，太阳透下关，余穴同前。每日 1 次，连针 9 次，疼痛完全控制。为巩固疗效，按初诊处方常规操作，继针 1 个疗程。随访 6 年未复发。

医案解读 ···

本案患者为三叉神经痛，主要症状为右侧面部电击样、刀割样疼痛，每日发作数十次，每次持续数秒至 3 ~ 5 分钟，不敢嚼硬物，仅能进流食，甚至张口哈欠、说话即可诱发疼痛，伴有流泪，舌红，苔略黄，脉弦数，属中医面痛之风热上扰证。该患者乃外感风热，上犯于头面，阻遏清阳，引起面部经络气血阻滞，不通则痛。治疗取风池、下关、合谷、太阳、四白、颊车、地仓为主穴，以疏通经络，调理气血。风池为祛风要穴，对外感风邪、肝风内动，上扰清窍所致的三叉神经痛有较好的疗效；下关为足阳明经和足少阳经交会穴，位于三叉神经总干及分支处，是治疗原发性三叉神经痛的要穴，针之可疏通局部经络气血，促进血液循环，恢复正常生理功能，达到止痛的目的；太阳为经外奇穴，善治头面疾病，采用向下透刺下关之法，可加大刺激量和刺激面积，改善脑部和面部的血液循环，特别是面部三叉神经区域的微循环，修复受损的三叉神经感觉纤维；《四总穴歌》："面口合谷收"，合谷为手阳明大肠经原穴，属远道取穴，可疏通阳明经气血，通经活络，解痉止痛；四白、颊车、地仓均为足阳明胃经穴，诸穴合用可改善患处气血不和、经脉失养状况，促进病损的三叉神经恢复。邵老临证根据患者的临床症状，并结合三叉神经的分支走向，配用相应的穴位，收到很好的临床疗效。

国家中医药管理局厘定中国十大针灸流派

💬 **诊后絮语** ···

三叉神经痛属中医面痛范畴，其病因尽管复杂，但不外乎内因、外因。内因不外过食炙煿，胃热偏盛，或情志不遂，肝气郁结，或脾虚失运，痰浊内盛，或久病体虚，无力推动血行，瘀血内阻，使邪壅脉络，上犯清窍而为痛；亦可因肝肾阴虚或脾虚血亏，使脉络失养，不荣则痛。外因多为风邪夹寒、热、湿诸邪，侵犯经脉，阻遏脉络，不通则痛。

邵老采用透刺久留针法治疗本病，并指出处于病情的不同阶段可用不同的取穴和操作方法：在疼痛持续发作时，应以止痛为首要目的，若用常规针刺疼痛不止时，当取太阳透下关，采用"久留针"之法，留针时间不少于1小时，并采用"动留针"法，要多行针，强刺激；若疼痛未发作，处于间歇期，应行轻刺激手法，给予"静留针"。针对不同病情而施治，即可获得满意疗效。

本病的诱因主要有情志不遂、饮食不节、感受外邪等。邵老强调在治疗过程中，日常的生活调护也很重要。应注意生活规律，起居有常；避免不良的精神刺激，调畅情志；禁食辛辣、温燥等食物；避免面部过寒或过热等不适刺激；适当参加体育锻炼以增强体质。

十一、升阳举陷医下垂

胃下垂是指人在站立时胃体位置低于正常生理限度，常表现为腹胀、腹痛、嗳气，食后加重，平卧可减轻。多见于瘦长体形、久病体弱、长期卧床少动者，常伴有其他脏器下垂。古代无"胃下垂"一词，但在《灵枢·本脏》即有"脾应肉，肉䐃坚大者胃厚，肉䐃么者胃薄，肉䐃小而么者胃不坚；肉䐃不称身者胃下，胃下者，下管约不利；肉䐃不坚者，胃缓"的论述，隋代杨上善《黄帝内经太素》："胃下者，下管约不利"，并进一步提出了重度胃下垂的病症特点，认为"胃下逼于胃下管，故溲便不利"。

胃下垂临床较为常见，多由饮食失节、久病多产、体质虚弱或劳倦负重等诱因，导致脾胃升降功能失常，中气下陷，升举无力而成。

治疗方案和操作要求

【治则】健脾和胃，升阳举陷。

【主穴】中脘，足三里，胃上穴（脐上2寸，脐中线旁开4寸）。

【辨证配穴】纳差、恶心、泛酸配内关；腹胀配脾俞、胃俞；腹部下坠或伴有腹泻配百会；失眠配神门、三阴交；阳虚加灸。其他随症加减。

【操作要求】患者取仰卧位，常规消毒后，中脘选用1寸毫针，直刺0.5～0.8寸；胃上穴选用3寸毫针，将针尖向神阙穴方向沿皮刺入脂肪下肌层，进针2～2.5寸，施行中强刺激手法，使患者局部有酸胀上提收缩感（图3-1-15）；足三里选用1.5寸毫针，直刺1.2～1.3寸（图3-1-16）。针刺脾俞、胃俞采取侧卧位，选用1寸毫针，脾俞、胃俞、内关直刺0.5～0.8寸；百会向前平刺进针0.5～0.8寸；神门直刺0.3～0.5寸。余穴常规操作。

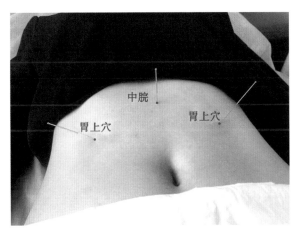

图3-1-15 升阳举陷医下垂中脘、胃上穴操作

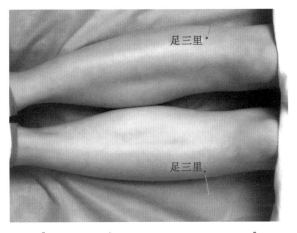

图3-1-16 升阳举陷医下垂足三里操作

每日针治 1 次，留针 30 分钟，每隔 10 分钟行针一次，每穴出现酸、麻、沉、胀等针感为佳。手法以补法为主，寒者加灸，10 次为一个疗程，疗程间休息 3 日。（视频 21）

▶ 视频 21 | 升阳举陷医下垂 |

📄 **典型验案**

【验案 1】

乔某，女，38 岁，1991 年 11 月 12 日初诊。主诉：胃脘痞满、纳差 6 年，加重 3 个月。患者 6 年前因产后生气导致食不下，呕吐，逐渐消瘦，经中药调理后能少量进食。3 个月前与家人争吵后症状再发，胃脘闷胀，食入即吐，反酸，嗳气频作，在当地人民医院行 X 线检查提示胃下垂，给予西药治疗，未见明显好转，故来诊治。现症见：精神差，面色晦暗，形体消瘦，脘腹坠胀，头晕，乏力，失眠，急躁易怒，舌淡，苔白，脉弦细。诊断为胃下垂，证属肝郁脾虚。治宜疏肝健脾，益气和胃。穴取中脘、足三里、胃上穴为主，配百会、内关、神门、太冲。百会用灸法，太冲针用泻法，余穴针用补法。留针 30 分钟，每隔 10 分钟行针一次，每日治疗 1 次，10 次为一个疗程。1 个疗程结束后患者能够进食，嗳气及失眠症状缓解。休息 3 日后，改为隔日治疗 1 次，穴取中脘、足三里、胃上穴、百会、太冲。前后共针 30 次，诸症皆愈，嘱调畅情志，合理饮食。随访 2 年未复发。

医案解读

本案患者产后生气，出现胃脘痞满、呕吐症状，系产后体虚，肝郁乘克脾土，脾胃虚弱，气血生化无源，升降失司，故形体消瘦，脘腹坠胀，纳差，嗳气，乏力。肝郁日久则失眠，烦躁。X 线检查提示胃下垂，舌淡苔白，脉弦细，脉症合参，辨证为肝郁脾虚、气虚下陷证。治疗取中脘、足三里、胃上穴为主穴，配百会、内关、神门、太冲。中脘、足三里，二穴能健脾和胃，益气生血；胃上穴能益气固脱；百会有安神利眠之功，灸之则能升提阳气；内关擅宽胸和胃，降逆止呕；神门能安神利眠；太冲有疏肝解郁，理气消胀之力。诸穴同用，共奏疏肝健脾，升阳举陷之功。

【验案 2】

刘某，女，29 岁，1999 年 6 月 25 日初诊。主诉：X 线钡餐造影确诊胃下垂 5 个月余。1 年前曾多次出现上腹隐隐不适，时有坠胀感，因自觉病情轻微，未引起重视。5 个月前因工作繁忙，不能按时进餐而突发胃痛，服甲氧氯普胺等药疼痛有所减轻，但仍不能完全控制，且感腹胀明显，饮食减少，疲倦乏力，夜卧少寐。即到省医院检查，经 X 线钡餐造影确诊胃下垂（Ⅱ度）。经他法治疗无效，遂来就诊。刻下见：精神尚可，体型消瘦，面色淡白无华，仰卧视诊上腹稍呈"舟状"，触之有痛感。舌淡，苔薄，脉象沉缓。脉症及影像学检查合参，符合胃下垂诊断。给予针刺中脘、足三里、胃上穴，配内关、神门、三阴交，针治 6 次后，饮食量逐渐增加，睡眠正常，体力恢复，单针主穴，改为隔日治疗 1 次。前后共针 20 次，诸症皆消，X 线复查示：胃已回升至正常位置。随访 1 年未复发。

📖 医案解读

本案患者久病体虚，脾胃虚弱，气血亏虚，升降失司，故形体消瘦，面色淡白无华，舌淡，苔薄，脉象沉缓，结合影像学检查，符合胃下垂诊断，中医四诊合参，辨证为脾胃虚弱证。治疗取中脘、足三里、胃上穴为主穴，配内关、神门、三阴交。三主穴合用以健脾和胃，升阳举陷；神门、内关宁心安神，和胃降逆；三阴交健脾和胃，补益气血。主配合用，功效相得益彰。

💬 诊后絮语

现代医家多以"胃缓"指代"胃下垂"，然而胃缓指胃腑松弛，胃蠕动缓慢，排空延迟，符合西医学"胃轻瘫"特征，而胃下垂称为"胃下"更为准确。胃下垂患者多表现为上腹部不适，饱胀感，常伴有恶心、嗳气、厌食、便秘等症状，故亦可借鉴中医"痞满"来治疗。脾主升清，胃主降浊，凡引起脾升胃降功能失常者皆有可能引起胃下垂，故胃下垂病因较多，证候虚实错综复杂，但最终导致"中气下陷、升举无力"而发。

"治中焦如衡，非平不安"，胃下垂的主要病机在于脾胃气机升降乖戾，浊踞清位，临证应明辨证候虚实，治疗宜虚实异治，切不可以"升举"统之。邵老认为治疗胃下垂应顺应脾升胃降之性情，"升""降"皆应兼顾，根据病因病机及病程演化综合把握"升""降"之尺度，或升降同施，或先降后升，或降寓于升等。若升脾太过而胃降不及，则浊气下行不利，阻于中焦而影响脾之升清；若胃降太过，则脾之升运无力，失于转输，湿浊盘踞中焦，继而影响胃之降浊。故脾升胃降皆应权衡。针刺治疗将中脘、足三里、胃上穴作为治疗胃下垂之主穴，中脘位于胃脘部，"腧穴所在，主治所及"，中脘为任脉穴，为八会之腑会，又为胃之募穴，有理中焦，调升降，和胃气，化湿滞，消胀满之功效；足三里为足阳明胃经之合穴，乃本经脉气所入，既是合土穴，又是胃腑下合穴，《内经》云："合治内腑"，《四总穴歌》又说："肚腹三里留"，足三里能健脾和胃，理气消胀，益气生血，强壮健身。中脘为病所取穴，足三里为循经远道取穴，中脘以升清为主，足三里以降浊为要，二穴伍用，一近一远，一上一下，相互配合，相互为用，其健脾和胃，理气消胀，调理气血之功益彰。胃上穴为经外奇穴，是治疗胃下垂之经验有效穴，配合手法运用，专升阳气，固胃防脱。胃下垂患者临床症状表现多样，临证时应根据具体症状配伍不同腧穴，如纳差、恶心、反酸配内关以健运脾胃，抑酸降逆；腹胀配脾俞、胃俞以健脾和胃，行气消胀；失眠配神门、三阴交以宁心安神，定志利眠；下坠、阳虚者配百会以升提阳气等。

　　针灸治疗胃下垂，正确的手法操作是获得疗效的重要环节，因此一定要熟练掌握针刺手法的操作。同时嘱患者饮食宜选择富有营养而易于消化的食物，少食多餐，忌暴饮暴食，食后避免立

即劳作，平素注意体育锻炼。临床也可根据病情配合服用补中益气丸等中药。

十二、宣肺化痰治百日咳

百日咳是小儿时期感受百日咳杆菌引起的肺系传染病，临床表现为咳嗽日轻夜重且逐渐加重，以阵发性痉挛性咳嗽和痉咳末伴有较长的鸡鸣样吸气性吼声为特征。因反复发作，病程较长，可持续至 3 个月以上，故名百日咳。本病一年四季散在发病，但以冬春季节多发，5 岁以下婴幼儿最易发病，年龄越小，病情越重。中医历代文献有"顿咳""鹭鸶咳""疫咳""天哮呛"等称谓。《素问·咳论》记载："久咳不已，则三焦受之……此皆聚于胃，关于肺，使人多涕唾而面浮肿气逆也。"《诸病源候论》卷十四记载："厥阴咳，咳而引舌本是也。"明清时期对本病认识较为深刻，指出本病有传染性，多因时行疫气，入于肺经而致，且与痰、食有关。

初病类似感冒，表现有喷嚏，咳嗽，咽干，鼻腔灼热，畏光，阵咳逐渐加剧，连咳十余声至数十声，致面红耳赤，涕泪皆出，咳后常有回吼声，反复不已，入夜更甚，吐出黏痰，咳嗽暂止，久病可见眼睑浮肿。本病主要原因是外感时邪，内有伏痰。婴幼儿体质虚弱，调护失宜，内蕴伏痰，邪侵肺系，夹痰内阻，肺失宣降，气逆于上，发为咳嗽。其病位在肺，与脾、胃、大肠、膀胱、肝关系密切。

治疗方案和操作要求

【治则】宣肺化痰，清热止咳。

【主穴】肺俞，大椎，风门。

【辨证配穴】邪犯肺卫配合谷；痰火阻肺配孔最、足三里；气阴耗伤配脾俞、三阴交；发热配少商、风池；咳嗽甚配尺泽、太渊；痰多配丰隆、足三里；眼睑浮肿配脾俞、足三里；消化不良配四缝。

【操作要求】邪犯肺卫、痰火阻肺用泻法，气阴耗伤用补法。患者取坐位或侧卧位，常规消毒后，肺俞、风门、风池、脾俞、太渊选用0.5寸毫针直刺约0.3寸，大椎、孔最、尺泽、足三里、丰隆、三阴交选用1寸毫针直刺约0.6～0.8寸；少商选用0.5寸毫针点刺出血3～5滴；四缝选用0.5寸毫针点刺挤出少量黄白黏液。除少商、四缝外，其余腧穴行针均以捻转为主。若患儿不配合，只点刺，不留针。肺俞、风门、脾俞绝不可深刺。留针30分钟，每隔10分钟行针一次。每日治疗1次，10次为一个疗程，疗程间隔3～5日。

针后在大椎、风门、肺俞处加拔火罐，临床观察效果更佳。也可在身柱穴用三棱针挑刺出血，然后用小号火罐吸拔5～10分钟，隔日1次。

典型验案

【验案1】

王某，男，5岁，2010年5月13日初诊。代诉：患儿咳嗽3周，加重伴痉挛性阵咳1周。3周前患儿因感冒而咳嗽，经服药症状减轻，后因天气骤变而加重。咳时双眼圆睁，颈引舌伸，屈肘握拳，涕泪交流，面色青紫，咳嗽末有鸡鸣样吸气性回声，咳出黏稠痰液后暂缓，咳嗽夜间为甚，时有呕吐。每日发作十余次，每次持续约2分钟。在某医院治疗2周未见好转，经人介绍前来就诊。查体：神志清，体温38.2℃，心率132次/分，咽部红肿，扁桃体不大，眼胞水肿，舌系带溃疡。肺部听诊：呼吸音粗糙，未闻及干湿性啰音。腹部触诊：肝脾未触及。舌红，苔黄，脉数。胸透：心肺未见明显异常。血常规：白细胞 15×10^9/L，淋巴细胞58%。尿常规检查正常。诊断为百日咳（痉咳期），治宜清肺化痰，降逆止咳。令患儿坐于母亲腿上，穴位充分暴露，常规消毒后，选用0.5寸毫针直刺肺俞、风门、太渊约0.3寸，选用1寸毫针直刺大椎、尺泽、足三里约0.6寸，针刺得气后留针30分钟，每隔10分钟行针一次，施以捻转为主平补平泻手法。起针后，于大椎和肺俞之间拔一个3号火罐，留罐10分钟。次日复诊，体温降至37.3℃，每次痉咳发作时间较前缩短，程度有所减轻，次数如前。继续按上法治疗，每日1次，治疗3次后，患儿痉咳次数减至每日2～3次，每次发作持续约半分钟，程度明显减轻，体温36.5℃，心率108次/分，咽部红肿消失，颜面浮肿减轻。舌淡红，苔薄黄，脉浮。连续治疗10次后，患儿痉咳消失，偶有轻微咳嗽，颜面未见浮肿，舌下溃疡消失。为巩固疗效，继续治疗5次，诸症消失。随访半年未复发。

医案解读 ....

该患儿初病经治疗减轻，后因再次受邪而病情加重，表现为咳嗽末有鸡鸣样吸气性回声，咳出黏稠痰液后暂缓，咳嗽夜间为甚等。根据病情，治疗选用"邵氏五针法"，肺俞具有调理肺气，止咳平喘等作用；大椎为"诸阳之会"，是督脉与六阳经的交会穴，可宣通一身阳气，清热退烧，止咳平喘；风门具有疏风解表，实腠固表，调理肺气等功。本案患儿咳嗽较重，故配以尺泽清肺热，止咳痰，太渊理肺止咳，二穴分属肺经的子穴和母穴，一泻一补，可调理肺脏、肺经之虚实，止咳平喘功效益彰；足三里可健脾化痰，培土生金。诸穴合用，共奏清肺化痰，降逆止咳之功。治疗期间嘱患儿家长注意保持居室空气清新，温度适当，避免风寒、烟尘等刺激诱发咳嗽。因证治相符，医患配合，疗效甚为满意。

【验案 2】

李某，男，4 岁，2012 年 3 月 20 日初诊。代诉：患儿咳嗽 2 周，加重 1 周。病初仅白天咳嗽数声，入夜加重，发作时伴恶心、呕吐，曾口服抗生素 1 周无效。近 1 周咳嗽加重，并可闻及鸡鸣样顿咳。查体：神志清，面红浮肿，两眼发红，咳嗽，喉中痰鸣，舌系带溃破，舌红，苔黄腻，脉数。食欲不振，精神欠佳。血常规：白细胞 13.8×10^9/L，淋巴细胞 66%。诊断为百日咳（痉咳期），治宜清肺化痰，降逆止咳。选取肺俞、大椎、风门、尺泽、孔最、丰隆、足三里。肺俞、风门选用 0.5 寸毫针直刺 0.3 寸，大椎、孔最、尺泽、足三里、丰隆选用1寸毫针直刺约0.6寸。留针30分钟，其间行针2次，起针后，加拔火罐于大椎、风门、肺俞中间，并点刺四缝穴。首次治疗当晚基本未见咳嗽。连续针治4次，咳嗽消失，食增，精神好。

医案解读

患儿有鸡鸣样顿咳，伴见颜面红肿，舌苔黄腻，舌系带溃破，表现出一派肺热痰盛之象，并有血常规异常，即可明确诊断为百日咳。另外患儿食欲不振，精神欠佳，考虑脾失健运，土不生金。故取主穴大椎、风门、肺俞，用以调理肺气，宣畅气机；取尺泽、孔最目的在于泻肺经之热而止咳；取丰隆意在清肺胃之痰热，使邪去则正安；足三里可健脾和胃，一则祛除痰湿，再则培土生金；四缝健脾和胃，消积导滞，化湿除痰。诸穴合用，标本同治，肺脾同调。再于针后加拔火罐于大椎、风门、肺俞间，宣肺止咳，效如桴鼓。本病治疗提示，治疗及时，时机把握恰当，疗效显著。如失治误治，久病难调，痰热难除。

诊后絮语

百日咳根据临床表现可分为三期：初咳期以感冒症状为主，并随感冒症状的减轻咳嗽反增；痉咳期则见阵发性痉咳，咳嗽末有鸡鸣样吸气性回声，日轻夜重，面目浮肿，舌系带溃疡；恢复期则阵咳次数减少，咳嗽减轻，逐渐痊愈。"邵氏五针法"是全国名老中医邵经明教授在50余年的临床实践中总结出来的治疗肺系病症的有效疗法。肺俞是肺脏精气输注于背部之腧穴，针灸之可改善肺及支气管的通气功能，减轻气道阻力；大椎为"诸阳之会"，是督脉与六阳经的交会穴，能够缓解支气管痉挛，降低呼吸道阻力；风门为外邪侵袭人体的门户，针刺风门可调整肺通气量。三穴合用，改善肺功能，降低气道阻力，缓解痉挛咳嗽功效相得益彰。

针灸治疗本病疗效显著，但应根据患儿具体病情辨证施针，以达最佳疗效。由于小儿具有"脾常不足"的生理特点，本病临床多兼纳差等胃肠表现。其初起多因胃热，渐及肺脏而见诸症。对于四缝穴的应用，不可忽略。邵老常说："四缝不仅治疗小儿疳积疗效显著，对小儿咳嗽的治疗效果也不可忽略。"验案 2 的疗效就充分说明了这一点。

对于本病，关键要做好预防工作，流行期间尽量少去公共场所，一旦发现百日咳患儿要及时隔离。针灸治疗虽疗效显著，但由于小儿脏腑娇嫩，形气未充，为"稚阴稚阳"之体，具有易于发病，变化迅速之特点。患病后易实易虚，一经久咳，其偏于寒者常损伤肺脾之气，肺气虚失于肃降，脾气虚失于运化，而表现为咳声无力、食少便溏等肺脾气虚之象；其偏于热者，则伤肺脾之阴，表现为干咳少痰、手足心热、颧红盗汗等肺脾阴虚之象。若痰热壅盛，阻于肺中，则可见高热不退，咳嗽喘促，胸闷，咯血等症状；若痰热内陷，蒙闭心包，引动肝风，则可见神昏抽搐等变症。若有发热、鼻煽、气急，应考虑是否并发肺炎；如见昏迷、抽搐，可能为并发中毒性脑炎，均要引起高度重视，必要时转急诊综合治疗。

十三、健脑益髓治瘛疭

多发性抽动症又称抽动-秽语综合征，临床以慢性、波动性、多发性运动肌突然快速、重复的抽动，并伴有不由自主发声和语言障碍为主要特征。归属于中医学瘛疭范畴，是临床常见病之一。《温病条辨·痉病瘛病总论》："瘛者，蠕动引缩之谓，后人所谓抽掣搐搦，古代所谓瘛也……"《张氏医通》："瘛者，筋脉拘急也，疭者，筋脉弛纵也，俗谓之搐。"针灸治疗本病早在《针灸大成》等书中就有记载，如"眼睑瞤动：头维、攒竹"。

中医学认为本病多系小儿先天禀赋不足，肾精亏虚，神气怯弱，或后天失调，脾胃亏虚，气血生化不足，或不内外因伤及脑络，而致元神失养，阴阳失调。

治疗方案和操作要求

【治则】健脑益髓，调理气血，平衡阴阳。

【主穴】大椎，风池，百会，合谷。

【随证配穴】眼部抽动配太阳、阳白、四白；嘴角抽动配地仓；肩臂部抽动配肩髃、肩髎、曲池、外关；下肢抽动配环跳、阳陵泉、足三里；昼夜手足抽动配太冲；记忆力减退配四神聪；性情急躁配神门、内关。

【操作要求】患者取坐位或侧卧位，常规消毒后，大椎选用1～1.5寸毫针，快速刺入皮下，缓慢进针0.8～1.2寸。风池选用 0.5 ~ 1 寸毫针，向鼻尖方向斜刺 0.3 ~ 0.5 寸，不可向内上方斜刺，以防刺入枕骨大孔，伤及延髓，发生意外；百会向前平刺进针 0.5 ~ 0.8 寸；合谷直刺 0.3 ~ 0.5 寸。余穴均按常规操作。

每日针治 1 次，留针 30 分钟，每隔 10 分钟行针一次，要求每穴必须出现酸、麻、沉、胀等针感。根据患者病情，虚补实泻，10 次为一个疗程，疗程间休息 3 日。

📄 典型验案 ....

周某，男，15 岁，1995 年 4 月初诊。主诉：头颈部不自主抽动 1 年余，加重 2 个月。1 年前不明原因常感心神不定，头部渐现不自主抽动，未给予治疗。近 2 个月头颈部抽动频繁，伴不自主努嘴、眨眼等，查脑电图、头 CT、抗"O"、血沉等均正常，服用西药效果不佳，故来就诊。现症见：形体消瘦，头颈部不自主阵发性抽动，努嘴，眨眼，性情急躁，任性，上课注意力不集中，记忆力下降，舌质红，苔薄，脉弦数。诊断为多发性抽动症，证属肝肾阴虚，治宜健脑益髓，宁神定志。取大椎、风池、百会、合谷为主穴，配四神聪、太阳、四白、地仓。诸穴采用平补平泻法，每日 1 次，留针 30 分钟，每隔 10 分钟行针一次。治疗 1 个疗程后，诸症有所减轻，上方去太阳、四白、地仓，改为隔日 1 次，前后共针 3 个疗程，诸症消失。随访至今病情未见反复。

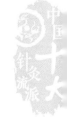

🔍 医案解读 ....

本案患者主要症状为头颈部不自主阵发性抽动，努嘴，眨眼，性情急躁，任性，上课注意力不集中，记忆力下降，舌质红，苔薄，脉弦数，属于中医瘛疭之肝肾阴虚证。治疗取大椎、风池、百会、合谷为主穴，大椎可宣通阳气，通督益髓，清神定志；风池能疏通脑络，潜阳息风，填精益髓；百会具有健脑益髓，息风止痉，开窍宁神之力；合谷有疏风清热，调理气血，通络解痉，振奋整体功能之力。四穴合用，共奏健脑益髓，调理气血，平衡阴阳，改善运动协调能力之效。根据患者症状，邵老加太阳、四白以调理眼部经络之气血；加地仓以疏通口面部经气之气血；加四神聪以疏通脑络，填精补髓，健脑益智。主配合用，疗效卓著。

💬 诊后絮语

"脑为髓海"，邵老认为本病的关键病机是"脑髓神机失调致病"，但与肝、脾、肾关系密切。小儿学习负担重、七情不遂引起肝气亢盛或郁结，肝失其疏泄之职，气滞血瘀，则可使脑络瘀滞，神机失调。小儿时期"脾常不足"，运化之功常易受损，脾运不健，易聚湿成痰，痰浊内蕴，痰阻脑络；或痰浊郁久化热，上扰神明；或脾虚肝旺，使风火挟痰，上扰脑府，蒙蔽神明，神机失调。小儿先天禀赋不足，肾精亏虚，不能上充于脑，髓海失荣而致神机失调。

治疗脑髓病，邵老善大椎、风池两穴伍用，其力专效宏。大椎属督脉经穴，为"诸阳之会"，既可治疗脊强反折、腰背拘急等疾患，又可治疗脑髓相关疾病，现代研究表明，针刺大椎可以改善大脑的血液循环，扩张脑血管，改善微循环，促进脑水肿的吸收，激发脑神经细胞的修复功能。风池属足少阳胆经，是足少阳、阳维脉之会，位居髓海之下，可调整头部气血，充养脑髓，治疗脑髓病，资料显示，针之可解痉、改善椎－基底动脉的血流供应和脑部的血液循环。大椎、风池两穴伍用治疗本病，可收振奋阳气，平衡阴阳，通督健脑，调神益髓，理血宁志等功效。

为防治本病，女子在怀孕期间应保持心情舒畅，乐观豁达，情绪稳定，分娩时尽量避免产伤的发生。患儿家庭应避免责骂、使用暴力及体罚，为儿童创造一个轻松和谐的生活、学习环境，可促进疾病恢复。患儿应养成良好的生活习惯，避免过劳，饮食有节，作息规律，减少病情的反复。

十四、补合谷泻三阴交治滞产

滞产又称难产，是指妊娠足月临产时胎儿不能顺利娩出，总产程超过 24 小时。影响分娩的主要因素有产力、产道、胎儿及精神心理因素，这些因素在分娩过程中相互影响，任何一个或几个因素发生异常，或四个因素间相互不能适应，都使分娩进展受到阻碍，造成滞产。《诸病源候论·妇人难产诸病》曰："产难者，或先因漏胎，去血脏燥，或子脏宿挟疹病，或触禁忌，或始觉腹痛，产时未到，便即惊动，秽露早下，致子道干涩，产妇力疲，皆令难也。"明确指出胎膜早破、津枯液燥、产力不足都可引起难产。《丹溪心法·产前》曰："难产，气血虚故也。此盖九月十月之际，不谨守者有之，亦有气血凝滞而不能转运

者。"认为气血虚弱是难产的主要病因病机，气血凝滞亦可导致难产。

本病多因初产妇精神过于紧张，以致气血瘀滞，久产不下；或产妇素来体弱，正气虚而产力不足；或产时用力过早，耗气伤血，临产胞水早破，水干液竭，涩滞难产。

 治疗方案和操作要求

【治则】行气活血催产。

【主穴】合谷，三阴交。

【辨证配穴】效不佳时酌配至阴、独阴。

【操作要求】患者半靠卧位，常规消毒后，用1寸毫针刺入合谷0.5～0.8寸，用1.5寸毫针刺入三阴交1.2～1.3寸，合谷施提插捻转补法（图3-1-17），三阴交行提插捻转泻法（图3-1-18）。（视频22）

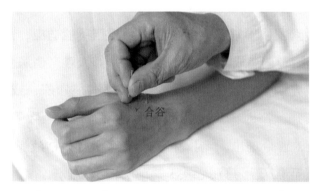

图3-1-17 补合谷泻三阴交治滞产补合谷操作

国家中医药管理局厘定中国十大针灸流派

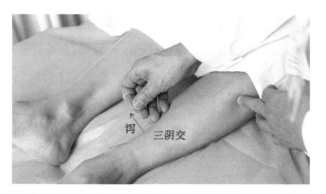

图 3-1-18 补合谷泻三阴交治滞产泻三阴交操作

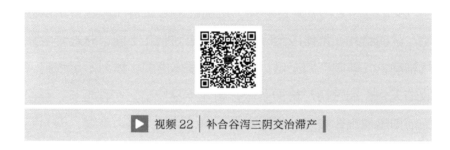

▶ 视频 22 补合谷泻三阴交治滞产

典型验案

王某，女，28岁，1990年8月10日初诊。患者为初产妇，孕足月，2天前在家中出现规律腹痛，即到大队卫生室就诊。产科检查：胎心、胎位均正常。虽有腹痛，但疼痛轻微，间歇时间较长，无其他不适，嘱卧床，一旦痛剧、次数频繁立即就诊。2天内进食、进水量少，仍有阵发性腹痛。至8月10日上午8时腹痛较前频繁，疼痛加重，即复诊。产科检查：胎心正常，胎头已降入骨盆，宫缩无力，宫口仅开2cm。之后宫口开大缓慢，产程停滞，胎儿心音良好。家人提出配合针灸治疗。此时产妇神疲困惫，精神紧张，烦躁不安，呼吸气促，呻吟不止，面色苍白，

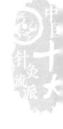

舌淡，苔薄，脉沉稍数。诊为滞产，治宜行气活血催产，取合谷、三阴交，合谷直刺0.8寸，施补法，三阴交直刺1.2寸，行泻法，并令患者平静呼吸，行手法1分钟，留针20分钟后，产妇宫缩加强，阵痛加剧。继续留针15分钟后出针，复查，宫口开大至5cm，复进针继行补合谷泻三阴交手法15分钟后，产妇因剧烈腹痛而大叫，因而取针，查宫口全开，胎儿遂顺利娩出。

📑 医案解读

女子受孕之后，月经停闭，脏腑经络之血皆注入胞宫聚以养胎。孕期胎儿在母体内全靠血养，血虚则胎儿不固；分娩时全靠气推动，气旺则产力充足。本案患者素体虚弱，体力不足致胞宫收缩无力，加之初产精神紧张，胎儿不易娩出，产程延长，且2天前即出现规律腹痛，疲劳困惫不堪，纳少，气力难续，无力促胎外出而滞产。治疗以补合谷、泻三阴交之法达气旺血虚之效，使产时推力增加，胎儿在母体内的固托减弱，终使胎儿顺下。

💬 诊后絮语

古代文献中有关针灸治疗滞产的记载非常丰富，历代医家为我们积累了许多宝贵的经验，杨继洲《针灸大成·治症总要》卷九曰："妇人难产：独阴、合谷、三阴交"；《针灸大成·妇人门》又有："难产：合谷（补），三阴交（泻），太冲"。"血衰气旺定无妊，血旺气衰应有体……"合谷为手阳明大肠经之原穴，阳明经多气多血，原穴是脏腑原气输注、经过、流注之处，合谷"主气"；三阴交为肝、脾、肾三经之交会穴，肝主藏血，调节血量，脾主统血，为气血生化之源，肾主藏精，精血互生。足三阴经与血息息相关，故三阴交"主血"。邵老常说："气当泻不当补，血当补不可泻。"今补合谷泻三阴交可改变体内阴阳气血的关系，通过调节气血的盛衰及血液在脉中的运行，旺其气弱其血，使气胜而阴血不聚，阴血不聚则不足以养胎、固胎，从而起到下胎的作用。邵老指出，合谷属手阳明大肠经，手阳明大肠经循行上交于督脉，而督脉与冲任均起于胞宫，同出会阴，"……并于脊里，上至风府，入属于脑"，针刺合谷不仅可调理气血，还可振奋督脉统领诸阳，调益脑髓。针对该患者初产的紧张情绪，针刺合谷上能镇静安神，下可促胞宫收缩，有利宫缩以运胎外出。而三阴交是足三阴经之交会穴，足三阴之脉，起于足，交会于三阴交，从三阴交分别循行，入毛中，过阴器，交任脉。而任脉、冲脉、督脉三脉皆起于胞中，为"一源三岐"。冲为血海，任主胎孕，针泻三阴交可调理冲任，促胞收缩。基于此，邵老针补合谷、泻三阴交使患者神安精充，气机畅达，胎儿顺利娩下。

《千金方》曰："凡用针之法，以补泻为先。"邵老指出，针刺三阴交、合谷治疗滞产时，其手法尤为重要，即所谓"有术无穴则术无以为体，有穴无术则穴难以为用"。邵老平素注重练功，常将针刺与运气结合。他强调针下得气，运用提插、捻转、努针运气相结合的复式手法治疗疾病，往往应手取效。对于滞产的治疗，邵老强调治神守气，在针补合谷泻三阴交的同时，必须做到"必一其针，令志在针"，使气至病所，才可获得满意效果。

但由于患者病情不同，体质差异，若针刺合谷、三阴交取效不佳时，邵老提出可根据具体病情，配用至阴、独阴二穴，毫针刺用泻法。至阴为足太阳膀胱经之井穴，位于膀胱经与肾经经气交接之处，膀胱与肾相表里，肾经的循行穿过胞宫之所在，且与起于胞宫之督脉、冲脉、任脉交会于腹部，其三脉均起于胞中，与妊、产、胎、育关系密切。故针刺足太阳膀胱经所出之井至阴穴，可调理冲任，振奋肾阳，调畅气机，促胎娩出。独阴为经外奇穴，在足第二趾的跖侧远端趾间关节的中点，具有疏导气机，活血祛瘀，调理冲任，助产下胎之功。至阴、独阴均为堕胎之经验效穴，两穴合用相辅相成，以达催产之目的。但采用针灸治疗的同时还应注意消除产妇的紧张情绪，鼓励多进饮食，适当休息，保持充沛的精力，才可获效。由于滞产属急症，是严重威胁产妇与胎儿生命安全的产科危急重症，若产妇产程过长或因子宫畸形、骨盆狭窄等原因引起的滞产，则应当机立断，选用药物治疗或立即手术处理，以免发生意外。

十五、理气散结消瘿病

瘿病又称瘿气，俗称"大脖子病"，是以颈前喉结两侧肿大结块，不痛不溃，逐渐增大，缠绵难消为特点的一种常见病症。其文字记载首见于春秋战国时期，《淮南子·坠形》及《庄子》就有瘿病记载。《吕氏春秋》曰："轻水所，多秃与瘿人。"《诸病源候论》云："瘿者由忧患气结所生"，又云："诸山水黑土中，出泉流者，不可久居，常食令人作瘿病，动气增患"。可见人们早已认识到了瘿病的发病与情志内伤、气机不畅及地理环境、水土因素密切相关。中医将瘿病分为气瘿、肉瘿、石瘿、筋瘿、血瘿五种类型，临床常见的多为气瘿、肉瘿，其次为石瘿。其中气瘿相当于西医学的单纯性甲状腺肿；肉瘿相当于甲状腺瘤；石瘿相当于甲状腺癌。在此所论乃气瘿为病。

中医学认为本病与气郁、痰凝、血瘀、火旺有关。病因主要是情志内伤、饮食失调及水土失宜、体质因素。常因居住地区饮用水质过偏，损伤脾胃，湿聚痰凝；或情志不舒，忧思恼怒，气郁痰凝，血行不畅致血瘀；或气郁日久而化火，则火、气、血、痰壅结于颈部而成本病。

治疗方案和操作要求

【治则】理气化痰，消瘀散结。

【主穴】阿是穴，合谷。

【辨证配穴】心悸、手颤配内关、足三里；呼吸不利配天突；性情急躁配太冲；其他随症加减。

【操作要求】患者采取仰卧位（勿用枕头），合谷、内关、足三里、太冲等穴可按常规针刺。针刺天突穴时，针尖不可斜向两侧，将针尖刺入皮下2分后，沿胸骨柄后斜向下方，勿伤气管，针刺得气后即将针起出。阿是穴在针刺时可根据不同病情采取不同的针刺方法。若颈部无明显结节肿块，可在相当于人迎穴上、下各0.5寸处，双侧共刺4针（图3-1-19，图3-1-20）。若结节性肿块较大者可采用围刺法——中心刺1针，沿肿块周围呈45°角斜刺3～4针，均使针尖刺入肿块，如肿块通过针刺治疗

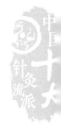

明显缩小，仍需继续治疗，以消失为度。如遇甲状腺弥漫性肿大者，也可用围刺法治疗，但在进针时应避开气管及大血管，斜刺0.5 ~ 0.8寸。留针30分钟，每隔10分钟行针一次，采用捻转运气法。根据患者病情，虚补实泻，每日针治1次，10次为一个疗程，疗程间休息3日。若肿块尚未消失，可按前法继续治疗下一疗程。（视频23）

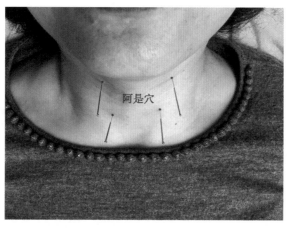

图3-1-19 │ 理气散结消瘿病阿是穴操作

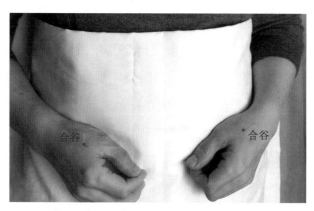

图3-1-20 │ 理气散结消瘿病合谷操作

▶ 视频 23 │ 理气散结消瘿病 │

📄 **典型验案** ....

【验案1】

王某某，男，32岁，1988年5月6日初诊。主诉：右侧颈部肿块半年余。患者半年前右颈部不明原因出现一肿块，在当地医院用中西药治疗，效果不明显，且觉肿块有增无减，遂到地区医院检查，诊断为甲状腺腺瘤，建议手术切除，患者不愿接受手术治疗，故来寻求针灸治疗。现症：体质一般，性情急躁，右侧颈部有一3cm×4cm肿块，触之不痛，质地较硬，表面光滑，边缘清楚，并可随吞咽上下移动，饮食正常，睡眠欠佳，大小便正常，舌红苔薄，脉弦数。诊断为瘿病，属气滞痰凝证。治宜理气化痰，消瘀散结。穴取阿是穴、合谷、太冲。阿是穴采用围刺法，用1寸毫针在肿块中心刺入1针，周围4针，合谷、太冲均用1寸毫针刺入0.8寸，用平补平泻法操作。每日1次，连针1个疗程后，肿块明显缩小，休息5日后，改为隔日针治1次，治疗2个疗程，肿块基本消失。后因生气病有反复，肿块又现，约2cm×2cm大，质软。按前法隔日针治1次，连针2个疗程，肿块完全消失。随访1年，病无复发。

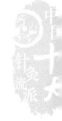

医案解读 ....

本案患者性情急躁，右侧颈部有一 3cm×4cm 肿块，触之不痛，质地较硬，表面光滑，边缘清楚，并可随吞咽上下移动，舌红苔薄，脉弦数，属于中医瘿病之气滞痰凝证，故治宜理气化痰，消滞散结，用泻法。取阿是穴有宣通局部经气，疏导行滞，消肿散结之作用；合谷可调理气血，散结消瘿；太冲可疏肝理气。诸穴远近配合，标本兼顾，其效专力宏，获得满意疗效。

【验案 2】

秦某某，女，36 岁，1977 年 11 月 22 日初诊。主诉：手颤，心悸，眼球突出，颈部肿大 3 年余，加重半年。患者 3 年前经某医院检查为甲状腺吸碘率增高，闻及颈部血管有杂音，当时确诊为"甲状腺功能亢进"。经中西药治疗，效不明显。患者平素易于激动，遇事急躁，时常心慌，近半年来身体逐渐消瘦。现症：眼球突出，甲状腺肿大，手颤，舌质红，苔薄，脉弦数（每分钟 109 次）。诊为瘿病，此乃肝失条达，心肾阴虚所致，针刺治疗穴取阿是穴（约在"人迎穴"上下各 0.5 寸处，左右共 4穴）、合谷、内关、足三里，每日针刺 1 次，每次留针 30 分钟，每隔 10 分钟行针一次。针治 10 次后，脉搏减缓，心慌、汗出、手颤症状均显著改善，颈部甲状腺肿明显缩小且变软。嘱其休息，半年后随访，病愈无反复。

医案解读 ....

本案患者平素易于激动，遇事急躁，情志不遂，则肝失疏泄条达而郁滞，日久化火，炼津为痰，气火痰凝，结于颈部则肿大；灼伤阴血，血不养心或动风，则形体消瘦，性情急躁，眼球突出，心慌，手颤，脉弦数等。治疗取阿是穴疏导局部壅滞以散结；合谷行气散瘀；内关宁心定悸；足三里健脾行滞，调理气血。主配结合，共奏理气散结，消滞化瘀之效。

💬 诊后絮语

我国古代文献有关"瘿病"的论述较为丰富，早在《庄子》中已有记载，隋代巢元方《诸病源候论》将瘿病分为血瘿、息肉瘿、气瘿，开瘿病分类之先河。对瘿病的发病、治疗选方用药古人都为我们积累了非常丰富的经验。中医的瘿病泛指西医的甲状腺疾病。甲状腺疾病是内分泌常见疾病。近年来，我国甲状腺疾病发病率逐年升高，已经严重影响到人们的日常生活。中医治疗甲状腺疾病具有一定优势，尤其针灸可在瘿病治疗中发挥巨大的作用。

邵老根据自己多年的临床经验，认为本病多与精神因素有关，主要是忧思恼怒，情志抑郁以致气结不化，痰瘀互凝；或由外感六淫之邪，导致气血郁滞，搏于颈部而成；或因水土不适，所致地方性疾患。临证以阿是穴、合谷为主穴，并根据具体病情随症加减，治疗本病效果较为满意。他认为病部取用阿是穴有宣通局部经气，疏导壅滞，消肿散结之作用；合谷是手阳明经原穴，阳明为多气多血之经，颈部又属阳明经之分野，合谷主气，轻清升散，为循经远取，具有疏通经络，调理气血，散结消瘿之功。治疗本病，两者远近相配，相得益彰。内关是手厥阴心包经之络穴，又为八脉交会穴之一，通于阴维脉，具有疏利三焦，清泄心包络，

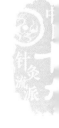

宽胸理气，宁心安神等功；足三里是胃经的合穴、胃腑下合穴，有健脾和胃，调理气血，通经活络，调节整体功能的作用。两穴伍用可调理气血，宁心解郁。天突是任脉穴，位居胸腔之上，气管之前，其气以通为顺，善治气管、咽喉等局部病症，有下气降痰，利咽开音之功；太冲是足厥阴肝经原穴，有疏肝理气，清潜肝阳的作用。选用上述穴位治疗气瘿、肉瘿往往收到良好效果。

但临证时应注意，由于本病与患者精神情志有密切关系，因此保持心情舒畅，有助于疗效的获得。同时还应注意饮食，平时应多食海带、紫菜等含碘食物，忌食辛辣等刺激性食物。在针刺阿是穴时应注意角度、深度，防止刺伤气管、喉头或大血管，出血后应用消毒棉球按压针孔片刻，以防止形成血肿。

另外，甲状腺明显肿大而出现压迫症状时，可考虑手术治疗。甲状腺功能亢进若出现高热、呕吐、谵妄等症状时，应考虑甲亢危象之可能，须采取综合措施及时救治。

十六、燔针焠刺消瘰疬

瘰疬，又名老鼠疮，好发于颈项部，因其状累然而历贯上下，小者为瘰，大者为疬，以其形态累累如串珠，历历可数而名之。瘰疬最早见于《黄帝内经》："寒热瘰疬在于颈腋者……"，在古代文献中有关瘰疬的命名繁多，有根据发病的经络不同而命名，有根据病因不同而命名，或根据形态而命名等等。但根据其性质归为两类，一则性质较急，多因外感风温而发，证治与颈痈基本相同；再则为慢性，多因气郁虚劳所致，相当于西医学的颈部淋巴结结核，在此所述瘰疬即为此类。本病初期结核如豆，皮色不变，不觉疼痛，质硬，推之可移，进一步发展，数个淋巴结可融合成团，与周围组织粘连，不易移动，晚期形成脓肿，皮色黯红，疼痛，脓肿溃破后，排出豆渣样或米汤样脓液，最后形成窦道或溃疡，经久不愈。关于瘰疬的病因病机，历代记载较多，如顾世澄《疡医大全》指出："《病机》云：瘰疬不系膏粱丹毒之变，总因虚劳气郁所致"；陈士铎《石室秘录》云："瘰疬之症，多起于痰，而痰块之生，多起于郁，未有不郁而生痰者，未有无痰而成瘰疬者"，认为瘰疬由"痰""郁"而成；陈实功在《外科正宗》中论述："夫瘰疬者，有风毒、热毒、气毒之异，又有瘰疬、筋疬、痰疬之殊"，说明本病的发生与热、毒、痰有关。

纵观历代医家的论述，瘰疬常因情志不畅，肝气郁结，乘克脾土，脾失健运，痰湿内生，结于颈项而成。痰湿日久化热，或肝郁日久化火，热胜肉腐而成脓，或脓水淋漓，经久不愈，气血亏耗，渐成虚损；亦可因先天禀赋不足，或肺肾阴亏，阴虚火旺，致肺津不能输布，灼津为痰，痰火凝结，结聚成核。

治疗方案和操作要求

【治则】初期：化痰软坚；中期：透发散结；后期：益气养血。

【取穴】阿是穴。

【操作要求】皮肤常规消毒后，左手拇食二指将瘰疬结节固定，右手持针将针尖及针身前半部在酒精灯上烧红，待发亮呈白色时（酒精灯要放置在离施术部位较近处，既能保持针体的温度，又便于右手准确刺入），对准结节，快速刺入一定深度，将针柄稍加捻转，立即拔出，用干棉球按压针孔片刻。硬结大者刺2～3针，小者1针即可。结核液化成脓不溃破者，火针刺后加拔罐，使脓液尽出，起罐后，在疮口处放一无菌敷料，用胶布固定，定期更换，保持清洁干燥，直至疮口收敛。每周治疗1次。一般针治2～3次可愈。

📄 **典型验案**

【验案1】

路某，女，25岁，1987年4月20日初诊。主诉：右颈部硬结1年余，加重1个月。1年前患者不明原因颈部右侧出现黄豆大之硬结，因无任何不适并未引起注意。1个月前感冒发热后，硬结增大，时有作痛，且其附近又出现3个大小不等硬结，在某医院检查，诊断为"颈淋巴结结核"，给予抗结核药治疗，未见明显好转，因其硬结继续增大，故来门诊求治。刻症见：精神尚可，体质健壮，颈部右侧四个硬结连贯，其中一个大如鸡蛋黄，硬结触之稍有痛感，顶端稍软，饮食正常，其他无不适，舌红，苔黄，脉弦数。诊断为瘰疬，辨证属肝郁化火，痰气凝结，治宜透发散结。采用火针法操作：皮肤常规消毒后，左手拇、食二指将较大结节固定，右手持针将针尖及针身前半部在酒精灯上烧红，待发亮呈白色时，对准结节顶端，快速刺入一定深度，将针柄稍加捻转，立即拔出，流出黄白色稠脓液1ml，用无菌干棉球按压针孔片刻。一周后针孔愈合。又在一个月内对较小的硬结进行火针治疗 3 次，大小硬结均已消失。观察多年未见反复。

医案解读

本案患者之右颈部初有一硬结，继之增多，逐渐增大，四个硬结相互粘连，硬结触之有痛感，最大硬结顶端稍软，说明脓已成，舌红，苔黄，脉弦数。分析该患者系肝郁日久，气郁化火，加之肝郁乘脾，脾失健运，水湿运化不利，酿湿成痰，痰火胶着，流于颈项，热盛肉腐而成脓。治疗以透发散结为主，用火针刺破瘰疬，以热引热，促进脓液排出。对于较小之硬结，依然用火针泻其火毒，使其向愈。

【验案 2】

王某，女，21 岁，1958 年 7 月 2 日初诊。主诉：发现颈部硬结 15 年，加重 5 年。15 年前患者颈部两侧各出现一小硬结，不痛不痒，未予重视。之后逐渐增多、变大，曾在当地治疗未见好转。近 5 年曾化脓溃破 3 次，尚遗有瘢痕。现仍有一处溃破，脓水常流，已有 3 个月未曾愈合，服用中西药治疗无效，故来门诊求治。现症见：体质虚弱，贫血面容，颈部左右两侧硬结累累，大小不一，右侧有一硬结溃破如铜钱大小，时流脓水，肉芽增生如石榴子样数个，高出皮肤。舌淡，苔薄，脉细弱。诊断为瘰疬，治疗用火针法，皮肤常规消毒后，右手持针将针尖及针身前半部在酒精灯上烧红，待发亮呈白色时快速将火针刺入窦道，并平刺肉芽增生处。在 1 个月内，先后共针治 5 次，肉芽萎缩，溃疡逐渐愈合。后又对多处小结节进行 3 次针治，结节均已消失。随访多年无复发。

📖 医案解读

本案患者瘰疬日久，破溃流脓，脓质稀薄，淋漓不尽，久之形成窦道，疮口处肉芽增生，久不收口。其体质虚弱，贫血面容，舌淡，苔薄，脉细弱，皆因瘰疬经久不愈，气血耗损所致。故去腐生肌是治疗本病的关键，操作时用火针刺入窦道深部，并平刺肉芽增生处，破坏其局部组织，使管壁坏死组织脱离，改善局部微循环，加快病理组织吸收，促进正常组织生长，疮口愈合，疾病向愈。

💬 诊后絮语

瘰疬常见于儿童或青年人，女性多于男性。常因素体虚弱，加之情志不舒，气滞郁结，复染外邪，致脏腑功能失调，痰火或湿痰凝结于颈项而发。本病以脏腑功能失调为本，痰浊凝滞为标。初病为实，病邪在表在经，久病虚证多见，病邪在里在脏。也有虚中夹实者，临床当详加辨证。

根据疾病发展演变过程，瘰疬常分为初期（硬结期）、中期（成脓期）、后期（破溃期）。在不同的阶段采用不同治法，初期应化痰软坚，中期宜透发散结，后期当益气生血。邵老擅用火针治疗瘰疬，认为"火郁发之"，火针借助火力强开外门，引动火热毒邪直接外泄，火泻毒清；同时能够温通经脉，促进局部血气运行，火毒随血气行而消散。对于瘰疬所处的不同阶段，邵老虽均用火针，但采用的治疗手法不同：瘰疬痰核未破者，用火针刺其核中，以热引热，速进急出，火热毒邪随之而去，无不应瘥；痰核结块成脓者，火针刺破脓包，转动其针，停针慢出，并加拔一小号火罐，促其浊脓排出，使毒外泄而不内攻，脓尽以无菌纱布覆盖；破溃久不收口，瘘管或窦道形成，火针刺入瘘管或窦道中，并平刺周围增生肉芽组织，使管壁脱落，恶肉尽去，化腐生肌。

火针治疗瘰疬，操作方便，收效迅速，要求医者熟练掌握手法，整个操作过程一气呵成，避免给患者造成不必要的痛苦。在治疗前还应做好解释工作，消除患者恐惧心理，以防过度紧张导致晕针，同时患者应配合医者操作，便于成功施行火针治疗。施术部位进行无菌消毒，尤其在成脓和破溃期，治疗后疮口严格消毒，保持干燥，谨防感染。并应嘱患者注意休息，调畅情志，加强营养，忌食辛辣发物。

十七、疏调经筋治腱鞘囊肿

腱鞘囊肿是发生于关节部腱鞘内的囊性肿物，内含无色透明或淡黄色胶状黏液，是关节囊周围结缔组织退变引起的一种病症，多发于腕背、足背部及指、趾附近，表现为半圆形隆起，表面光滑，触之较硬或有弹性，边界清楚，与周围皮肤无粘连，肿物小时无症状，长大到一定程度可出现活动关节时有酸胀感，病变处关节可乏力，关节功能不受限或轻度受限，女性发病多于男性。属于中医学"筋结""筋瘤"范畴。《灵枢·刺节真邪》云："筋屈不得伸，邪气居其间而不反，发为筋瘤"。

中医学认为腱鞘囊肿多因过度劳累伤及筋膜，或外感寒湿，阻滞经络，或慢性劳损、机械性刺激、反复持重、扭伤等导致筋脉气血不和，血行不畅，筋膜肌骨失于濡养，水湿痰液凝滞于骨节筋脉，形成筋结。

治疗方案和操作要求

【治则】疏调经筋，软坚散结。

【取穴】阿是穴。

【操作要求】

1. 火针法

局部常规消毒后，左手拇指、食指将肿块推至一边，使囊肿突起，右手持火针在酒精灯上烧至发红发亮时，迅速刺入深部，出针后挤出胶状黏液，挤压干净后用酒精棉球擦干，消毒后再用无菌干棉球压迫，用胶布固定包扎。治疗期间避免劳作，治疗部位避免沾水，3日后取下敷料即可。一般1次痊愈，不愈者1周后进行第2次治疗。

2. 扬刺法

局部常规消毒后，选取4支1寸毫针在肿块周围向中心平刺，再取1支1寸针在肿块中心直刺（图3-1-21），用提插捻转强刺激手法行针，留针30分钟，每隔10分钟行针一次。每日治疗1次。一般针刺3次即可（视频24）。

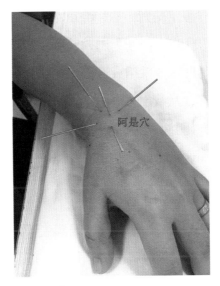

阿是穴

图 3-1-21 疏调经筋治腱鞘囊肿扬刺法操作

▶ 视频 24 扬刺法治疗腱鞘囊肿

典型验案 ⋯⋯⋯⋯⋯⋯⋯⋯⋯⋯⋯⋯⋯⋯⋯⋯

【验案1】

张某，女，40 岁，1992 年 4 月 17 日初诊。主诉：左腕背硬块 3 年余。患者 3 年前发现左腕背横纹处出现一较小硬块，不痛不痒，未予重视，近期硬块逐渐增大如核桃，遂前来治疗。现症见：腕背部有一核桃大小硬结，触之坚硬如石，推之固定不移，伴腕关节酸困无力，不能提重物，旋腕、屈伸时疼痛明显。舌淡，苔白，脉弦。诊断为腱鞘囊肿，治宜疏调经筋，软坚散结。局部常规消毒后，采用火针治疗，将火针上端在酒精灯上烧，令其通红发亮，从囊肿左侧快速刺至右侧皮下，即刻出针，挤出约 5ml 胶状透明液，当即肿块消失，局部平坦，消毒后包扎固定。半个月后随访，未见复发。

医案解读

本案患者腱鞘囊肿系长期劳损，筋膜失于濡养，气血痰湿凝滞日久，囊液黏稠难以吸收，故囊壁如石；筋脉失养，关节酸困乏力；痰湿凝滞，经络不通，不通则痛，则见旋腕、屈伸时关节疼痛。治疗时必须开门逐邪，追邪外出，采用火针治疗，既排出囊内黏液，又温通经脉，调理气血，标本兼治，力专效宏。

【验案 2】

李某，女，36 岁，2015 年 9 月 21 日初诊。主诉：左侧腕背部硬块半年，加重 2 个月。患者半年前左侧腕背突然出现一小硬结，无疼痛不适感，经按揉消失。此后硬结时而出现，按揉即消失，未引起注意。近 2 个月，硬结出现按揉无效，且逐渐增大，腕关节活动时有疼痛感，遂来就诊。现症见：左腕关节背侧有一硬结，直径约 1cm，高出皮肤，表面光滑饱满，按压之有胀感，活动腕关节疼痛不适，饮食、睡眠正常，舌淡，苔白，脉细。诊断为腱鞘囊肿，治宜疏调经筋，软坚散结。皮肤消毒后，用扬刺法治疗，留针半小时出针后，即感觉局部轻松。次日复诊述硬结变软，范围变小，活动腕关节已无疼痛感，继续针刺治疗

3 次后硬结完全消失，无任何不适。随访半年未见复发。

📖 医案解读

本案患者腱鞘囊肿系长期劳作，局部筋膜受损，日久邪阻经络，气血运行不畅而致瘀血阻滞，使局部筋脉失养而发病。扬刺法为《内经》十二节刺之一。《灵枢·官针》曰："凡刺之要，官针最妙。"又说："扬刺者，正内一，傍内四，而浮之，以治寒气之博大者也。"张景岳曰："扬，散也。"扬刺法扬散浮浅，属多针浅刺，适应于寒邪凝滞、经络气血痹阻所致的疼痛、麻木、局部肿胀等疾患。本案腱鞘囊肿患者运用扬刺法，由于五针同刺，治疗范围大，针感传导范围广，故能取得较好的疗效。

💬 诊后絮语

腱鞘囊肿是西医病名，中医学中没有明确提出该病名，从经络学说出发，本病属于局部病症，涉及关节、筋络，初期无痛感，随着疾病发展，渐感疼痛，伴有关节活动不利，属经络理论中的"经筋"范畴，概言之腱鞘囊肿是一种经筋病。

邵老认为腱鞘囊肿属于本虚标实之证。本虚者，患病关节处长期劳作，局部气血亏虚；标实者，局部气血亏虚后筋脉失于濡养，影响气血运行，瘀血结聚于局部，久之成核，甚者坚硬如石。正如《医宗必读》曰："积之成也，正气不足而后邪气踞之"，《素问·调经论》云："病在筋，调之筋；病在骨，调之骨，燔针劫刺其下及与急者"，《针灸聚英》曰："凡癥块结积之病，甚宜火针"。邵老擅用火针治疗腱鞘囊肿，通过加热的针体，刺

激囊肿将火热之气直接导入人体，可直接激发经气，鼓动气血运行，温通阳气，扶正益本，加之针具较粗，针孔较大，瘀血、痰浊、水湿等有形之邪及风寒暑湿燥火等外邪，均可从针孔排出体外，充分发挥火针独特的"开门祛邪"之功，使顽症痼疾得以治疗。腱鞘囊肿囊壁坚韧如革，囊液难以自行吸收，火针治疗后局部留有针孔，通过按压，可使囊液从针孔而出，起到祛邪外出的作用，同时火针刺其囊壁，使囊壁破坏、萎缩，囊液失去依附，难以复生，故火针治疗腱鞘囊肿见效快，疗效持久，效专力宏。

火针操作要求医者手法要娴熟。治疗前要将针烧至通红，若烧针方法和火候掌握不好，既会影响治疗效果又白白伤及皮肉；进针操作要求做到快速、准确，针要深刺至囊肿基底部，刺入过浅，虽挤出黏液，但不能破坏囊壁，囊肿易复发。同时亦不可刺入过深，以免刺伤骨膜和血管。在治疗前应做好患者的解释工作，消除其恐惧心理，树立信心配合治疗。

临床除应用火针治疗腱鞘囊肿外，还常常选用扬刺法治疗本病，对恐惧火针不予配合者更为适宜。扬刺法治疗腱鞘囊肿，可使囊肿局部形成多个针孔，从而破坏囊肿组织，利于黏液排出，促使囊壁闭缩、囊肿缩小变软直至消失，本法具有舒筋通络，软坚散结等作用。现代研究证实运用扬刺法可使腱鞘囊肿局部组织血管扩张，血液循环加速和改善，细胞活力加强，从而促进渗出物吸收，达到治愈的目的。

十八、火针配合中药治疗流痰

流痰是发于骨与关节的慢性化脓性疾病。本病的命名具有两大特点：一是流者流动之意，它能随痰流窜至脊柱、肩、肘、腕、指、髋、膝、踝及全身骨与关节间，壅阻而发病；二是本病溃后脓液清稀，夹有"败絮"状物，其形如痰，故以流痰名之，又称骨痨。在古代文献中大都散见在阴疽（无头疽）、流注及鹤膝风等疾病中论述。《灵枢·刺节真邪》云："虚邪之入于身也深，寒与热相搏，久留而内著，寒胜其热，则骨疼肉枯；热胜其寒，则烂肉腐肌为脓；内伤骨为骨蚀。"又曰："以手按之坚，有所结，深中骨，气因于骨，骨与气并，日以益大，则为骨瘤。"《诸病源候论》云："附骨疽者，喜著大节解间，丈夫及产妇、女人，喜著鼠髅、髂头、胫膝间，婴孩、嫩儿，亦著膊肘、背脊也"及"经久积年，致脓汁不尽，而变成瘘。"《医宗金鉴》云："鹤膝风，因循日久，膝肿粗大，上下股胫枯细"。古代文献对本病已详细论述了发病原因、诱因、症状及发展规律、变化过程。

中医学者对本病病因病机的认识不尽相同，但大都认为本病属本虚标实，既有先天不足，肾亏骼空之虚，乃本病之本；又有痰浊凝聚，风寒侵袭，气血不和，或外伤有瘀，为本病之标。其病变在骨，其病源在肾。

治疗方案和操作要求

【治则】温阳化痰，祛除瘀阻。

【针灸取穴】局部阿是穴。

【中药治疗】阳和汤。

【操作要求】患者采取适当体位，用左手拇、食二指将肿块固定，局部阿是穴常规消毒，右手持针将针尖前半部在酒精灯上烧红，待发亮呈白色时，对准肿块中央，迅速刺入一定深度，将针柄稍加捻动后立即拔出。如此在肿块上不同位置反复刺 6～7 针，拔针后不压迫针孔，让脓液自然流出，用干棉球擦干净，若排脓不畅，可于针处加拔火罐，以促脓液排出。

隔日治疗 1 次，同时配合口服阳和汤（熟地黄 30g，麻黄 2g，鹿角胶 9g，白芥子 6g，肉桂 3g，生甘草 3g，炮姜炭 2g）加减，每日 1 剂，水煎服，早晚分服。

📄 **典型验案** ....

【验案 1】

马某某，女，38 岁，1961 年 6 月 29 日初诊。主诉：双髋疼痛 5 年余，加重 3 个月。患者平素体质差，5 年前因搬重物摔倒而引起双髋关节疼痛，活动后疼痛加剧，当地诊所医生予以内服止痛药及膏药外敷后症状缓解，但双髋仍有疼痛不适，曾到当地医院诊治，诊断为"双髋关节结核"，给予西药治疗（具体治疗用药不详）后病情好转，但始终不能控制。3 个月前患者突然发现双髂窝深处可触及一肿块，且触之有波动感，双腿屈曲、伸直均疼痛。经介绍来门诊求治。现症见：患者精神差，双髋疼痛，双腘窝深处可触及一如核桃状肿块，且有波动感，双腿屈曲及强伸均疼痛明显，二便尚可，舌红，苔薄白，脉沉细。诊断为流痰，证属气血亏虚，寒痰凝聚，治宜温阳化痰，祛除瘀阻。穴取阿是穴，用火针治疗。患者采取适当体位，用左手拇、食二指将肿块固定，局部阿是穴常规消毒，右手持针将针尖前半部在酒精灯上烧红，待发亮呈白色时，对准肿块中央，迅速刺入一定深度，将针柄稍加捻动后立即拔出，不按压针孔，让脓液自然流出，用干棉球擦干净，然后在肿块处拔火罐。隔日治疗 1 次，并配合内服阳和汤，每日 1 剂，以温阳化痰，祛除瘀阻。治疗 5 次后，肿块明显缩小，改为隔 3 日治疗 1 次，继治 5 次后，肿块如蚕豆大小，患者精神状态良好，无特殊不适，休息 1 周。改为隔 5 日火针治疗 1 次，停止服用阳和汤，共针治 15 次，肿块完全消失，疾病痊愈。1 年后随访，患者身体健康，愈后未复发。

医案解读

本案患者主要症状为双髋疼痛，双腘窝深处可触及一如核桃状肿块，且有波动感，双腿屈曲及强伸疼痛，二便尚可，舌红，苔薄白，脉沉细。本病乃因正气不足，风、寒、湿及痰浊凝聚于骨与关节而发病，此证纯阴，发于骨髓，进展缓慢，属里、虚、寒。诊断为流痰，证属寒痰凝聚，针对其病机，治宜温阳化痰，祛除瘀阻。在用火针祛瘀排脓的同时配合具有补养肝肾、温经通络、散寒化痰的阳和汤，以补虚、温里、散寒治其本。火针穴取局部阿是穴，配合阳和汤以温阳补血，散寒通滞。针药合用，标本兼顾，共奏温阳化痰，祛除瘀阻之功，其效专力宏，立见效机。

【验案2】

王某某，男，21岁，1959年3月2日初诊。主诉：左膝关节肿大3年余。初病时仅感左膝酸困肿痛，膝部上下肌肉萎缩，屈不能伸，拄双拐才可行步。当地医院诊为膝关节结核，因骨质破坏，建议截肢。患者惧怕，故来求治。现症见：患肢膝关节肿大，肌肉萎缩，形如鹤膝，皮肤干燥，病侧肢温低于健侧。面色萎黄，舌质淡红，苔薄白滑润，脉沉细稍滑。诊断为鹤膝风，证属阳虚寒痰凝滞，治宜温阳化痰，祛除瘀阻。穴取内膝眼、外膝眼、阴陵泉、阳陵泉、梁丘、血海。每次选3～4穴。膝关节处针后加灸，每日针灸1次，配服阳和汤。针灸10次后，患肢疼痛减轻，皮肤润泽，伸屈较前灵活。休息1周，改为间日1次，坚持治疗半年后诸症悉无，行走如常。20年来病无反复。

🔍 医案解读

本案患者为流痰阻于膝关节引起的鹤膝风（膝关节结核），主要症状为患肢膝关节肿大，肌肉萎缩，形如鹤膝，皮肤干燥，病侧肢温低于健侧，面色萎黄，舌质淡红，苔薄白滑润，脉沉细稍滑。中医学认为肾主骨，生髓，为先天之本；脾胃为后天之本，气血生化之源。膝为诸筋会集之处，故称"膝为筋之府"（《灵枢·经筋》）。《素问·痿论》曰："阳明者，五脏六腑之海，主润宗筋，宗筋主束骨而利机关也"，高世栻云：
"阳明者胃也，受盛水谷，故为五脏六腑之海，皮、肉、筋、
脉、骨，皆资水谷之精，故阳明主润宗筋……筋骨不和，皆由
阳明不能濡润"，因此，膝关节病变与先后天关系密切。患者
先天不足，后天失养，骨骼柔嫩，风寒痰浊凝聚，留于骨骼，
而发本病。诊断当属阳虚寒痰凝滞之鹤膝风，治宜温阳化痰，
祛除瘀阻。取局部穴位内膝眼、外膝眼为主，可直达病所，直
捣病灶，以祛邪通络；阴陵泉、阳陵泉分别为脾经、胆经之合
穴，后者又为筋会，针之可健脾除湿，化痰利节，舒筋活络；
血海与梁丘分别为脾经与胃经穴，针之可健脾理血，活络止
痛。针后加灸，可增强温化寒凝之力。用阳和汤以温阳益气，
散寒解凝。针、灸、药合用，标本兼顾，内外合治，其效专力
宏，立见效机。

💬 诊后絮语

流痰多见于西医学的骨髓炎、骨结核、关节结核等疾患。中
医学认为主要由于正气不足，风、寒、湿及痰浊凝聚于骨与关节
而发病。本病初起患处隐隐酸痛，外形既无肿胀，又无皮色改
变；继则关节处渐渐肿胀，酸痛加剧，活动障碍，如脓已成熟，
则患处肤色稍红，按之应指；破溃之后，疮口时流稀脓，或夹有
败絮样物质，久则疮口凹陷，周围皮色紫暗，形成瘘管，久不收
敛。如《疡科心得集》云："形容瘦损，腿足难以屈伸，有时疼
痛，有时不痛，骨酸漫肿，朝轻暮重，久则渐渐微软，似乎有
脓，及刺破后，脓水清稀，或有豆腐花块随之而出，脓仍不消，

元气日衰，身体缩小而显鸡胸鳖背之象"。

目前对于流痰的治疗，虽有抗痨药物和手术等方法，但仍属难治之症，特别是经系统抗痨治疗无效或治疗过程中出现严重毒副作用时更是如此。针灸对本病有较好的疗效，特别是在消除临床症状、促进病灶修复方面疗效明显。邵老擅长用火针配合阳和汤来治疗流痰，具有针对性强、疗效独特的特点。他认为本病为骨与关节深部化脓，手术切开排脓，不易愈合，而采用火针治疗，借助火针的温热之性，加之针具较粗，具有开门驱邪的作用，即通过灼烙病灶腠理而开启经脉阳气之外门，给贼邪以出路，使痈脓、瘀血、痰浊、水湿等有形之邪及风寒暑湿燥火等外邪，均可从针孔直接排出体外，使痼疾顽症得以治疗。阳和汤为清代医家王洪绪所创，方由熟地、肉桂、麻黄、鹿角胶、白芥子、姜炭、生甘草组成，具有温阳补血，散寒通滞之功效，主治一切阴疽，可化阴凝而使阳和，故名。邵老根据本病的病理特点，外用火针强开其门，使壅结的邪气直接外泄，内用具有温阳、散寒、通滞之效的阳和汤，可使寒痰凝滞得以消散。针药结合治疗流痰具有针对性强、标本兼治之效。

邵老临证运用火针时，往往根据患者的病情灵活施针：对未化脓者，常采用火针局部浅刺以行消散；脓成未溃者，在病变处火针刺并配拔罐以利排脓；溃后脓水淋漓、久不收口者，则用火针刺瘘管及管壁数针，以祛腐生新，促进愈合。

本病具有很强的传染性，危害很大，应尽早确诊、尽早治疗。因其较为顽固，病程较长，且伤口溃后不易收口，容易形成窦道、瘘管等，严重者可出现瘫痪，易给患者造成严重的心理压力。因此，对本病患者应进行健康宣教，提高其认知能力和行为，及时给予心理指导和鼓励，有助于促进本病的康复。治疗期间，加强营养，忌食海鲜、辛辣食物，戒烟戒酒。

十九、透灸法治疗湿热下注型脚湿气

脚湿气是临床常见的发生于足部的皮肤病，相当于西医学中的足癣。临床以足部白斑湿烂或足跖、趾间起水疱为特征。中医学又有"脚气疮""烂脚丫""香港脚""臭田螺"之称。历代医家对该病论述颇多，如《外科正宗》中说："妇人脚丫作痒，乃从三阳风湿下流凝结不散，故先作痒而后生湿烂。又或足底弯曲之处，痒湿皆然。"《医宗金鉴·外科心法要诀》中提到的"田螺疱"和"臭田螺"指的是脚湿气的两个类型。如在"田螺疱"中说："此证多生足掌，而手掌罕见。由脾经湿热下注，外寒闭塞，或因热体涉水，湿冷之气蒸郁而成。初生形如豆粒，黄疱闷胀，硬疼不能着地，连生数疱，皮厚难以自破，传度三、五成片湿烂，甚则足跗俱肿、寒热往来。"在"臭田螺"中则说："此证由胃经湿热下注而生。脚丫破烂，其患甚小，其痒搓之不能解，必搓至皮烂，津腥臭水觉疼时，其痒方止，次日仍痒，经年不愈，极其缠绵。"本病的复发率极高，因此积极地防治本病，对提高患者的生活质量有非常重要的意义。

治疗方案和操作要求

【治则】清热燥湿，杀菌止痒。

【取穴】阿是穴。

【操作要求】患者取坐位或卧位，充分暴露患处。将纯艾条点燃后，右手持艾条，放于足部糜烂面的下方，艾烟向上，对准患处，与皮肤保持适当的距离，以患者感到局部灼热且能耐受为宜（图 3-1-22，图 3-1-23）。灸至皮损处干燥，局部覆盖一层薄薄的黄色焦油，以充分发挥杀菌作用。施灸过程中患者的局部感觉由表皮灼热、发痒、奇痒至局部温热舒适，并要求使温热舒适感由表皮向深层渗透。灸后皮损局部覆盖一层薄薄的黄色艾焦油，不可擦去，焦油既可使患处皮肤保持干燥，又有杀菌、止痒、防止局部干裂的作用。每日治疗 1 次，每次 40 分钟，若多处皮损，可交替施灸至 1 小时，10 次为一个疗程。一般 3～5 次即可获得满意效果。

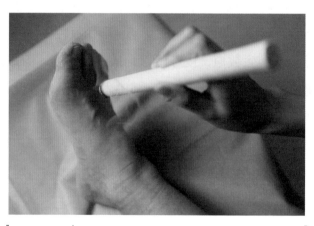

┃ 图 3-1-22 ┃ 透灸法治疗湿热下注型脚湿气足背阿是穴操作 ┃

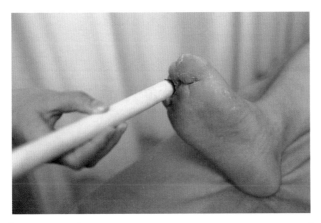

图 3-1-23 │ 透灸法治疗湿热下注型脚湿气足底阿是穴操作 │

典型验案

王某，女，26 岁，2011 年 5 月 20 日初诊。主诉：脚湿气反复发作 10 年余，加重 1 周。10 年前患者不慎感染足癣，足底部发痒，抓挠后糜烂，经治疗涂抹外用药（药名不详）后痊愈。之后常因冒雨涉水或不注意足部卫生而反复发作。因病情较轻未治疗。1 周前外出旅游，因长时间奔走，足汗较多，鞋内潮湿，脚湿气复发，痛痒难忍，影响正常生活，故来要求针灸治疗。查体：第 2、3 趾间有米粒样大小水疱，密集分布，第 4、5 趾间表皮破损、糜烂，足背及足底均有不同程度糜烂，舌苔薄黄，脉滑数。诊断为湿热下注型脚湿气，治宜清热燥湿，采用透灸法治疗。因多处皮损，故施灸 1 个小时，皮损表面覆盖一层薄薄的黄色艾焦油，嘱患者不要擦去。次日复诊，患者述痒痛感明显减轻，4 诊后临床症状消失，皮损基本消退，为预防复发按要求治疗 1 个疗程。半年后随访，述曾在夏季冒雨涉水，出现足部发

痒，自灸 1 次后症状消失，至今未见复发。

📑 医案解读

本案患者脚湿气反复发作十余年，查体见其 2、3 趾间有水疱，4、5 趾间表皮破损、糜烂，足背及足底均有不同程度的糜烂，舌苔薄黄，脉滑数。诊断为湿热下注型脚湿气。用透灸法治疗，取艾灸温通燥湿之功、艾油杀菌止痒之效。

💬 诊后絮语

脚湿气是临床常见的发生于足部的皮肤病，相当于西医学中的足癣。临床以足部白斑湿烂或足跖、趾间起水疱为特征，有湿热下注和血虚风燥之分，但以湿热下注者为多。湿热下注型脚湿气常常表现为水疱密集，局部糜烂流水，浸淫成片，瘙痒异常。患者常因搔抓而继发感染，引起足部糜烂、肿胀和疼痛，影响行走，甚至还可引起下肢丹毒和淋巴结炎等合并症。严重影响患者的工作、社交及日常生活。

基于脚湿气之发病机理，遵循《医学入门》："……实者灸之，使实邪随火气而发散也……热者灸之，引郁热之气外发，火就燥之义也。"在长期的临床实践中，采用透灸法治疗湿热下注型脚湿气可以热引热，使里热之邪透达肌表而散之，从而起到清热燥湿，杀菌止痒的作用。

在施灸治疗时，当防止艾灰脱落，烫伤患者。治疗的同时，还必须注意日常生活的调护，嘱患者经常换洗鞋、袜及鞋垫，保持鞋内干燥，必要时要对所穿的鞋、袜进行消毒或更换，彻底改变真菌的生存环境，有助于湿热下注型脚湿气的彻底治愈，防止复发。透灸法治疗湿热下注型脚湿气具有显效迅速，操作简单，疗程短，无毒副作用，防止复发等显著优势。

二十、祛邪消肿疗目赤肿痛

目赤肿痛为眼部疾患中一个常见的急性症状，古代文献根据发病原因、症状急重和流行性，又称"风眼热""暴风客眼""天行赤眼"等，症见目赤肿痛，畏光流泪，眵多黏结。本病常见于西医学的急性结膜炎、流行性结膜炎、流行性角膜炎等，多由细菌或病毒感染，或过敏导致。

总之，目赤肿痛的病因可归纳为外感风热疫毒或肝胆火盛，上扰目窍。外感风热之邪或猝感时邪疫毒，以致经脉闭塞，血壅气滞交攻于目而成；或因肝胆火盛，火郁不宣，循经上扰，气血壅滞于目，使目睛肿痛而发病。

治疗方案和操作要求

【治则】祛风泻热，消肿止痛。

【主穴】睛明，风池，合谷，太阳或耳尖（放血）。

【辨证配穴】风热证配少商、攒竹、二间；肝胆火盛证配太冲、太阳透率谷。

【操作要求】患者取端坐位或仰卧位，穴位常规消毒后针刺。

睛明用1寸毫针，以左手拇指向外侧轻推眼球并予固定，右手持针缓慢进针0.5寸，轻微捻转后即起针；风池用1.5寸毫针，针尖向鼻尖或下颏方向刺入0.8～1寸，因深部为延髓，必须严格掌握针刺角度与深度，以防伤及延髓，发生危险，用小幅度的捻转泻法；太阳用三棱针点刺放血，若出血量不足，可用小火罐拔于太阳穴处，使出血量达1ml左右；攒竹、少商、耳尖（图3-1-24，图3-1-25）用三棱针点刺放血，出血量每穴每次20余滴；合谷、太冲、二间用1寸毫针，合谷、太冲直刺0.8寸，用提插捻转泻法，二间直刺0.3寸；太阳用3寸毫针向率谷方向透刺2～2.5寸，用捻转泻法。每日治疗1次。一般病情轻者1～2次可以治愈，重者3～5次即可治愈。

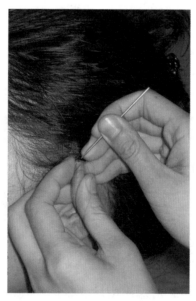

图3-1-24 | 祛邪消肿疗目赤肿痛耳尖点刺操作

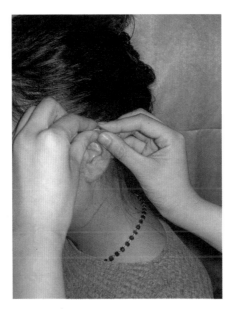

图 3-1-25 祛邪消肿疗目赤肿痛耳尖放血操作

典型验案

郝某某，女，41 岁，1990 年 6 月 17 日初诊。主诉：两眼红肿疼痛、视物模糊 2 天。2 天前因与急性结膜炎患者接触而突然出现左眼红肿疼痛，视物模糊，涩痒交作，畏光流泪，眵多胶结，难以睁开，随后右眼也出现同样症状。曾在某医院求治，诊断为"急性结膜炎"。眼科检查示：双眼上下睑浮肿；睑结膜重度充血，双眼球结膜下有出血，伴大量黏液性分泌物。予以肌内注射"消炎针"（用药不详）及外用氯霉素眼药水，疗效不佳。为求进一步治疗，故来门诊求治。现症见：表情痛苦，双眼红肿疼痛，视物模糊，涩痒交作，怕热，畏光流泪，眵多胶结，小便少，大便干，舌质红，苔黄，脉弦数。诊断为目赤

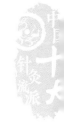

肿痛，证属风热侵袭。治宜祛风泻热，消肿止痛。穴取睛明、风池、合谷、耳尖为主，配少商、攒竹、二间。针刺睛明用1寸毫针，左手轻推眼球向外侧固定，右手缓慢进针0.5寸，轻微捻转后即出针；风池用1.5寸毫针，针尖向鼻尖方向刺入1.0寸；太阳用三棱针点刺后用小火罐吸拔使之出血1ml；耳尖、攒竹、少商用三棱针点刺放血，使每穴各出血20滴；合谷、二间用1寸毫针，合谷直刺0.8寸，二间直刺0.3寸，用捻转泻法。治疗1次后，患者即感两眼发凉、明亮，疼痛减轻。次日双眼红肿消退，睑结膜充血减轻。又在太阳、攒竹、耳尖放血2次，诸症消失而愈。

医案解读

本案患者为目赤肿痛，根据其临床表现辨证属风热侵袭证。风为阳邪，其性轻扬，易袭阳位，且易兼夹其他邪气，如《素问·风论》云："风者百病之长也"。热亦为阳邪，易伤阴、动风、动血。患者外感风热时邪，上攻头面目窍，根据风热时邪的致病特点，则易出现伤阴、动血之象，故而表现以上诸症。治疗宜取睛明、风池、合谷、耳尖（放血）为主穴，配少商、攒竹、二间，以达祛风泻热，消肿止痛之目的。诸穴合用，主配结合，标本兼顾，其效专力宏，立见效机。

诊后絮语

目赤肿痛为多种眼病的一个急性症状，发病时白晴突然红肿热痛，眵多黏结，犹如暴风骤至。中医学认为目赤肿痛多因外感风热毒邪，或因肝胆火盛，循经上扰而引发。眼是人体非常重要的器官，它的生理和病理都和人体全身各器官有着密切联系。如《灵枢·口问》云："目者，宗脉之所聚也"，《灵枢·邪气脏腑病形》云："十二经脉，三百六十五络，其血气皆上于面而走空窍，其精阳气上走于目而为睛"，《素问·金匮真言论》云："肝开窍于目"，《灵枢·经脉》云："肝足厥阴之脉……连目系"等，说明眼通过经络与脏腑保持联系，脏腑或经络的功能失调，可反映于眼部，或引起眼病。同样眼部的疾病，也可通过经络在其他脏腑或全身反映出来。

邵老认为"肝与目的关系最为密切"，如《素问·五脏生成论》云："肝受血而能视"，《灵枢·脉度》云："肝和则目能辨五色矣"，《素问·阴阳应象大论》云："肝主目"等，本病之病因主要为感受风热毒邪或肝胆火盛，故临证治疗时旨在清泻风热、肝胆之火，常用睛明、风池、合谷、太阳或耳尖（点刺放血）为主穴治疗。睛明为手足太阳、足阳明、阴阳跷五脉之会，取睛明疏通局部气血，宣散患部郁热而消肿止痛；风池为足少阳胆经与阳维脉之交会穴，为祛风要穴，既可祛外风，又可息内风，具有祛风清热，疏肝利胆的作用；合谷为手阳明大肠经的原穴，属阳主表，其性轻升，善于治疗头面部疾患，正如《玉龙歌》所说："头面纵有诸样症，一针合谷效通神"，可泻热、解表、通络、镇痛等；太阳为经外奇穴，三棱针点刺出血，可改善眼组织的血液循环，具有祛风活血、清热明目之功效。如《玉龙歌》云："两睛红肿痛难熬，怕日羞明心自焦，只刺睛明鱼尾穴，太阳出血自然消。"在此取耳尖放血可清热泻火，通络明目。邵老认为凡邪热壅盛，无论是风热在表，还是邪热内炽、热入营血等，皆可采用刺络放血疗法，使侵入机体的热毒之邪随血而出，常用于治疗急症、热证、痛证、瘀血之证和久病痼疾，具有简、便、廉、验的特点。邵老还强调辨证论治，临床要做到穴证相应，主配结合，方可取得较好的疗效。如风热外袭宜祛风清热，配少商、二间、攒竹，针用泻法；肝胆火盛宜清泻肝胆之火，配太冲、太阳透率谷，针用泻法。

《银海精微》记载："天地流行毒气，能传染于人，一人害眼，传于一家"，若属天行赤眼其传染性很强，所以在人口较密集之处如幼儿园、学校最易引起流行。一旦发现本症，应及早进行隔离，以免引起传染流行。在针灸治疗本病时可以配合眼药水外用，患病后应注意眼部卫生，要保证充足睡眠，避免视力疲劳，舒畅情志，避免精神刺激，清淡饮食，忌食肥甘厚味、辛辣刺激性食物。

二十一、泻血清热治咽喉肿痛

咽喉肿痛是咽喉疾病中的常见病证之一，是以咽喉红肿疼痛、吞咽不适为主症的一种病证，又称"喉痹""乳蛾"等。常见于西医学的急性咽喉炎，急、慢性扁桃体炎等病。《医学心悟》曰："《内经》云一阴一阳结，谓之喉痹。一阴者手少阴心，一阳者手少阳三焦也。心为君火，三焦为相火，二火冲击，咽喉痹痛，法当散之、清之……"《诸病源候论》曰："喉痹者，喉里肿塞痹痛，水浆不得入也"。本病的发生常与外感风热、饮食不节和体虚劳累等因素有关。风热熏灼肺系，或肺胃二经郁热上壅，或肾阴亏耗，虚火上炎，均可导致咽喉肿痛，其基本病机是火热或虚火上灼咽喉，临床常以外感风热证、肺胃热盛证及阴虚火旺证多见。

 治疗方案和操作要求

【治则】清热泻火，消肿止痛。

【主穴】阿是穴（扁桃体肿大处），少商，耳穴扁桃体。

【辨证配穴】发热者配曲池、合谷；发热甚者配大椎；痰多者配天突、尺泽。

【操作要求】点刺阿是穴时，患者取仰靠坐位，面向光亮处，头微仰，张口。医者左手持压舌板固定舌体，右手持三棱针对准蛾顶红肿处点刺使之出血，令患者将脓血吐净，用凉水漱口。少商、耳穴扁桃体分别点刺出血，放血量以血色由紫黑变为鲜红色为度。余穴则常规针刺，留针 30 分钟，每隔 10 分钟行针一次，令患者出现酸、麻、沉、胀等针感。对咽喉肿痛患者，邵老常以三棱针放血的方法为主，或在病变局部直接放血，或循经在病变远端放血，使热毒随血排出，常可收到一次即消肿止痛的效果。

 典型验案

张某，男，20 岁，1992 年 12 月 22 日初诊。主诉：咽喉肿痛 3 天。患者 3 天前因感冒出现高热恶寒，头痛，身痛，咽喉疼痛，咳嗽。曾服用感冒药治疗（具体药物不详），症状好转。现恶寒、头痛已消失，仍发热，咳嗽，咽喉肿痛，影响进食。患者不愿再服西药，故来门诊求治。刻诊：精神状态欠佳，发热，体温 38.9℃，无汗，咽痛，偶有咳嗽，无痰，饮食一般，小便稍黄，大便 2 日未解，舌质红，苔薄黄，脉浮数。查体：咽红，两侧扁桃体 II 度肿大，表面有白色分泌物，悬雍垂充血水肿，颌下淋巴结肿大疼痛。实验室检查：白细胞计数 $10.2 \times 10^9/L$，中性粒细胞比例 80%。诊断为咽喉肿痛，证属外感风热，治宜清热利咽，消肿止痛。穴取阿是穴（扁桃体肿大处）、少商、耳穴扁桃体、大椎。操作：点刺蛾顶肿处使之出血，患者吐出暗红色脓血约 5～6ml，嘱患者将脓血吐净，用凉水漱口；少商、耳穴扁桃体分别点刺放血，至血色由紫黑变为鲜红色为度；大椎用三棱针点刺 2～3 下，然后用闪火法将一个 2 号火罐拔于此处 5 分钟，使出血 3～5ml。次日复诊述热退，体温 37.3℃，咽痛大减。又取耳穴扁桃体、少商放血，共针 2 次，诸症消失而告愈。

🔍 医案解读

本案患者为咽喉肿痛，主要症状为发热，咳嗽，咽喉肿痛，影响进食，小便稍黄，2 天未大便，舌质红，苔薄黄，脉浮数。查体：咽红，两侧扁桃体 II 度肿大，表面有白色脓点，悬雍垂充血水肿，颌下淋巴结肿大疼痛。实验室检查：白细胞计数 $10.2 \times 10^9/L$，中性粒细胞比例 80%。属于中医外感风热型咽喉肿痛。该患者因外感后风热之邪不退，热邪熏灼咽喉，从而出现一系列咽喉部症状。治疗取阿是穴（扁桃体肿大处）、少商、耳穴扁桃体为主穴，三穴均与咽喉部发生直接或间接的联系，远近配合，施以三棱针放血，以达清热利咽，消肿止痛之目的，伍用"诸阳之会"之大椎穴，配合刺血拔罐，清泻热毒之功益彰。诸穴合用，配伍精当，主次分明，共奏清热泻火，消肿止痛之功，故针2次而愈。

💬 **诊后絮语**

咽喉肿痛是五官科常见病、多发病，临床表现以咽喉部红肿疼痛、吞咽不适为其特征。证候有虚实之分，发病有急缓之别。凡发病较急，咽喉红肿灼痛，吞咽困难者多为实证；慢性咽痛，稍肿或有异物感者多为虚证。本病病位在咽喉，咽通于胃，喉为肺系，足少阴肾经上循喉咙，故本病与肺、胃、肾等脏腑有关。临床诊治咽喉肿痛时，当先辨清虚实寒热。据邵老多年临床经验，咽喉之病，夹热者十之六七，夹寒者十之二三，故邵老强调本病为"火毒"致病，重在清"火"，火热去则肿痛消，故实火者以泻火为主，虚火者以滋阴为重。邵老临床治疗咽喉肿痛擅用扁桃体、少商两穴，余穴则随症加减。本案取穴以阿是穴（扁桃体肿大处）、少商、耳穴扁桃体为主穴，配合放血疗法，以清热消肿止痛。其特点为局部取穴结合远端取穴，体针结合耳针，取穴少而精，力专效宏。阿是穴为本案之主穴，操作关键是在红肿之扁桃体处点刺出血，使热毒随血排出，病常去其八九，每收肿消痛止之效。少商为手太阴肺经井穴，《灵枢》记载："肺手太阴之脉，起于中焦，下络大肠，还循胃口，上膈属肺。从肺系，横出腋下……"可见手太阴肺经联系肺系、咽喉，"经脉所过，主治所及"，故选择手太阴肺经之井穴，以三棱针点刺放血，有清肺热，通气血，利咽喉，消肿痛之功，为治乳蛾、喉痹之要穴。耳穴扁桃体为扁桃体在耳郭之反应点，位于耳垂正面下部，耳垂7区、8区、9区，有清热、利咽、止痛之效，擅长治疗扁桃体炎和咽炎。诸穴合用，可泻热、解毒、消肿、止痛，对急性咽喉肿痛，每有桴鼓之效。正如《素问·缪刺论》所云："嗌中肿，不能内唾，时不能出唾者……出血立已"。

邵老治疗咽喉肿痛，除了上述三穴外，还强调应详查病情，结合不同兼证，辨证配穴，对症处理，如发热者配曲池、合谷；热甚者配大椎；痰多者配天突、尺泽。诸穴主次分明，上下远近相配，共奏清热利咽，消肿止痛之功。《灵枢·经脉》曰："热则疾之"，指出了对热性病症的针刺手法宜轻巧快速，浅刺疾出，少留针或不留针。故对热性咽喉肿痛者，邵老常以局部穴放血为主，以泻热止痛。三棱针放血时进针手法一定要轻、快、稳、准，尽量做到一针见血。手法不能过重，针刺不能过深，否则贯穿下层的血管壁，使血液流入皮下组织，局部就会形成血肿。临床中发现咽喉肿痛属热的患者早期放血效果尤为明显，常可1～2次获愈。但也不可见到咽喉肿痛即用放血泻热之法，因咽喉肿痛亦有因寒所致者，临证时一定要首先区分寒热，热证放血可收桴鼓之效，反之则会贻误病情。

针灸对急性咽喉肿痛患者效果满意，但在治疗期间患者亦应忌食辛辣刺激性食物，戒烟酒，避免有害气体的不良刺激。对于扁桃体化脓或急性喉炎出现喉水肿、呼吸困难者，则应立即转专科治疗。

二十二、利喉通窍法治急喉喑

急喉喑又称"暴喑""卒喑"。临床以声音嘶哑，甚或失声为特征，常伴喉内干燥、灼热、疼痛、咳嗽等症，严重者可伴发热、恶寒、疲倦、食欲不振等症。《内经》中始用"喑"作病名，明代《医学纲目·卷之二十七》提出"喉喑"这一病名，并将喉喑与舌喑分开："喑者，邪入阴部也……然有二症：一曰舌喑……一曰喉喑，乃劳嗽失音之类是也……喉喑但喉中声嘶，而舌本则能转运言语也。"《景岳全书·卷二十八》对"声喑"的病因病机、证候特点及辨证论治有了较全面的论述，确立了"金实不鸣""金破不鸣"的理论基础，对后世研究本病产生了深远的影响。《备急千金要方》云："风寒之气客于中，滞而不能发，故音不能言，及喑哑失音，皆风邪所为也。"喉喑有急慢之分，急喉喑发病较急，病程较短，若急喉喑失治误治，易转为慢喉喑，或下行导致气管炎和支气管炎。因此及时正确的治疗是防止其传变的关键。

治疗方案和操作要求

【治则】利喉通窍。

【主穴】人迎，天突，扁桃（在下颌角下方，前一横指处），合谷。

【辨证配穴】发热配大椎、风池；鼻塞配印堂、迎香；咳痰配风门、肺俞；咽喉干痛配鱼际；咽喉肿痛配少商点刺放血；喉间憋闷配膻中。

【操作要求】患者取端坐位或仰卧位，常规消毒后，人迎、扁桃选用1寸毫针直刺，刺入0.3~0.5寸（图3-1-26）；天突选用1.5寸毫针，先直刺0.2寸，然后将针尖转向下方，紧靠胸骨后方刺入，进针1~1.2寸；合谷、鱼际、风池、风门、肺俞选用1寸毫针直刺，刺入0.5~0.8寸（图3-1-27）；大椎选用1.5寸毫针直刺，刺入1~1.2寸；印堂选用1寸毫针平刺，提捏局部皮肤向下刺入0.5~0.8寸；迎香选用1寸毫针，向上斜刺0.2~0.5寸；膻中选用1.5寸毫针平刺，针尖向下刺入1~1.2寸。

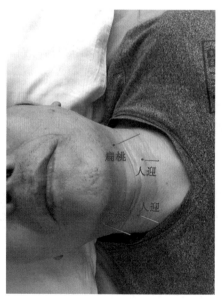

▌图3-1-26▕利喉通窍法治急喉喑扁桃、人迎操作▌

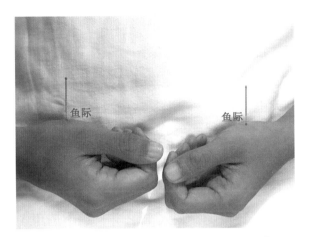

鱼际　　　　　　　　鱼际

图 3-1-27 ｜ 利喉通窍法治急喉喑鱼际操作 ｜

行针时，人迎、扁桃以小幅捻转行针手法；天突用小幅度提插捻转行针法，得气后即出针。其余诸穴均采用提插捻转相结合的行针手法。咽喉肿痛者于少商点刺放血。首先在拇指桡侧由掌指关节向指端轻轻揉搓，使之充血，然后用三棱针在少商穴处迅速点刺，刺入 0.1 寸，令其出血，以 10 滴左右为宜。

每日针治 1 次，留针 30 分钟，每隔 10 分钟行针一次，一般治疗 3 ~ 5 次即可获愈；音哑或失音重者可连续治疗，10 次为一个疗程，疗程间休息 3 日。

典型验案

李某，女，38 岁，2010 年 11 月 18 日初诊。主诉：咽痛、声音嘶哑 4 天。4 天前因受风寒而发热、咳嗽、咽痛，继则出现声音嘶哑。经中西药治疗，热退，其他症状未见改善。

现症：声音嘶哑、发声困难，颈部憋胀，咳嗽，咽痛，有少量白痰，鼻塞，舌苔薄白，脉浮紧。喉镜检查示：声带水肿无充血。诊断为急喉喑，证属风寒犯肺。取人迎、天突、扁桃、合谷、肺俞、大椎、风门、膻中。常规消毒后，人迎、扁桃选用1寸毫针直刺，刺入0.5寸；天突选用1.5寸毫针，先直刺0.2寸，然后将针尖转向下方，紧靠胸骨后方刺入，进针1.2寸；合谷、风门、肺俞选用1寸毫针直刺，刺入0.8寸；大椎选用1.5寸毫针直刺，刺入1.2寸；膻中选用1.5寸毫针平刺，针尖向下刺入1.2寸。人迎、扁桃行小幅捻转手法；其余诸穴均采用提插捻转相结合的行针手法。留针30分钟，其间行针2次。起针后患者症状减轻，咽痛、声音嘶哑明显改善，但仍咳嗽。次日按上法治疗。经3次治疗，咽痛、口干、咳嗽症状消失，已能轻松发音。治疗5天后，患者症状完全消失，嗓音恢复正常，告愈。嘱患者避风寒，合理用嗓。随访半年，病情未见反复。

📖 医案解读

本案患者主要症状为咽痛，声音嘶哑，伴咳嗽，咯白痰，舌苔薄白，脉浮紧，证属风寒犯肺。患者因4天前受风寒之邪侵袭，先伤皮毛，影响肺系，以致肺失宣降，肺气壅遏，气道不清，气机不利，寒邪凝聚于会厌，致使脉络壅阻，声户开合不利，则声音嘶哑，发声困难。治疗取人迎、天突、扁桃、合谷为主穴，以清利咽喉，通窍开音；配肺俞、大椎、风门、膻中以通调肺气，祛风散寒。诸穴合用，主配结合，标本兼顾，效专力宏。

💬 **诊后絮语** ──────────────

目前认为急喉喑的发病与多种因素有关，如感染、过度发声、外伤、烟酒、情绪及感寒等致机体抵抗力下降而引发。其发病较急，病程较短，相当于西医学的急性喉炎，为呼吸道常见的急性感染性疾病之一，约占耳鼻咽喉疾病的 1% ~ 2%。中医认为急喉喑病位在咽喉，但与肺、肾关系密切。肺为气之主，肾为气之根，声音出于肺系而根于肾。急喉喑多因风寒或风热袭肺，使肺气失宣，邪气凝滞，阻遏喉窍，致声门开合不利，"金实不鸣"。基于本病的发病机理，在长期的临床实践中，继承邵经明教授的学术思想，治疗急喉喑运用利喉通窍法，取人迎、天突、扁桃、合谷为主穴，人迎是足阳明胃经穴，位居颈部喉结之旁，具有理气通络，散结利喉，治疗喉咽部病症的作用；天突是任脉穴，为任脉与阴维脉的交会穴，具有宣通肺气，利咽开音等功效，是治疗咽喉疾病的常用穴；扁桃是经外奇穴，有助于利咽消肿开音；合谷为手阳明大肠经原穴，手阳明经循行颈部，合谷擅治表证及头面五官诸疾，治疗急喉喑具有清泻邪热，通行气血等作用。四穴为伍，功效相得益彰。

◆ 第二节　针药结合治疗验案

一、针药并用治疗淋浊

淋浊为肾系常见病证。历代医家多将"淋""浊"分而述之，其中又把淋分为热淋、血淋、气淋、膏淋、石淋、劳淋等，浊又分为尿浊和精浊。但临床所见往往是淋中夹浊，浊中兼淋，难以截然分开，故合称淋浊。《诸病源候论·淋病诸候》曰："诸淋者，由肾虚而膀胱热故也"，《诸病源候论·虚劳小便白浊候论》曰："胞冷肾损，故小便白而浊也"，指出"肾虚"为本，淋证属热，白浊属寒。朱丹溪《金匮钩玄》曰："浊气流入膀胱下注白浊，白浊即是湿痰也"，指出痰湿为患。清代叶天士《临证指南医案·淋浊》曰："精浊者，盖因损伤肝肾而致。"又说："淋属肝胆，浊属心肾。心火下陷，阴失上承，故溺浊不禁。"病机当属水火不交。古代文献有关本病的论述较多，中医认为其病因繁杂，如外感湿毒、饮食不节、房劳不当、情志所伤、素体本虚及久病伤肾。其基本病机不外"湿热、瘀血、肾虚"。本病相当于西医学急、慢性前列腺炎。

（一）中药辨证施治

1. 急性淋浊（湿热血瘀证）

多发于青壮年，常因嗜食辛辣，或酒色无度，酿生湿热，或忍精不泄，败精阻滞等造成，正如《证治要诀》所云："相火妄动，败精挟火而出"，也有慢性淋浊急性发作者。临床主要表现有尿道灼热涩痛，时有白色黏液溢出，性欲减退，遗精等。

【治则】清热利湿，化瘀通窍。

【处方】邵氏清热利湿化瘀汤。蒲公英30g，金银花20g，丹参20g，连翘15g，滑石15g，茯苓15g，车前子15g，当归12g，赤芍12g，莲须12g，败酱草15g，王不留行15g，穿山甲9g，甘草6g。若发热加黄芩、栀子；便秘加大黄；舌苔黄而厚加苍术、黄柏；小便赤浊加小蓟、白茅根；小便白浊加萆薢、石菖蒲；少腹满痛加沉香、橘皮。

2. 慢性淋浊（气虚瘀阻证）

多见于中老年人，其病因多由于急性淋浊失治或治不彻底，迁延日久，使肾气渐亏，湿热内蕴，气滞血瘀而成；也有老年患者不经急性期而由前列腺逐渐增生肥大引起，二者在发病上常互为因果，致使病情反复，缠绵难愈。临床主要表现为尿频、尿细、尿不畅、尿后滴沥，甚则出现尿闭、小腹胀满等。

【治则】清热利湿，化瘀通窍，益气固肾。

【处方】邵氏化瘀软坚固气汤。当归 12g，赤芍 12g，川芎 10g，丹参 20g，王不留行 15g，茯苓 15g，败酱草 15g，黄芪 30g，炒穿山甲 9g，甘草 6g。面㿠神疲、少腹坠胀者加党参、白术、淮山药、柴胡、升麻；小便频数者加益智仁、乌药；面色潮红、五心烦热、舌红、脉细数者加熟地、山萸肉、丹皮、知母；面白肢冷、精神萎靡、舌淡、脉沉细者加附子、肉桂；腰膝酸软加菟丝子、杜仲；若年高元气大虚，可加红参、鹿角片、仙茅。

（二）针灸治疗方案和操作要求

【治则】清热利湿，益气固肾，化瘀通窍。

【主穴】肾俞，膀胱俞，关元，三阴交。

【辨证配穴】急性淋浊湿热下注配次髎、阴陵泉；慢性淋浊肾气亏虚配中极、大赫、足三里。

【操作要求】患者取侧卧位和仰卧位，常规消毒后，肾俞、膀胱俞、次髎均选用 1.5 寸毫针直刺 1.2 寸左右，令膀胱俞、次髎针感传至阴部为佳；关元选用 1.5 寸毫针直刺或针尖稍向下斜刺 1.3 寸左右，令针感传至阴部；针刺中极、大赫前应让患者排空小便，中极用 1.5 寸毫针直刺 1.2 寸左右，大赫用 1.5 寸毫针向耻骨联合方向刺入 1.2 寸左右，皆令针感传向会阴部；足三里、三阴交、阴陵泉三穴，均用 1.5 寸毫针直刺 1.2 寸左右。

每日针治 1 次，先刺腰骶，后刺腹部及下肢。均留针 30 分钟，每隔 10 分钟行针一次，要求每穴必须出现酸、麻、沉、胀等针感。急性淋浊针刺用泻法；慢性淋浊用平补平泻法，并配合艾条温和灸肾俞、关元、足三里，每穴 10 分钟，以局部发热潮红为度，10 次为一个疗程，疗程间休息 3 日。

📑 典型验案

【验案 1】

屈某，男，56 岁，1991 年 5 月 12 日初诊。主诉：小便排出不畅 2 年余。患者多年前曾患急性前列腺炎，当时发热，尿频尿急，尿道灼热疼痛，经输液及口服药物治疗诸症消失，近 2 年来，再次出现尿频，排尿不畅，尿后淋沥不尽，甚则尿潴留，小腹憋胀疼痛，须插管导尿。曾经某医院检查，诊断为老年性前列腺肥大，建议手术治疗，患者惧怕手术，遂来就诊。现症：尿频、尿细，并有排尿中断现象，尿后滴沥不尽，伴小腹坠胀不适，舌淡，苔薄白，脉沉涩。诊断为慢性淋浊（气虚瘀阻证）。治宜清热利湿，化瘀通窍，益气固肾。①针灸选取肾俞、膀胱俞、关元、中极、大赫、足三里、三阴交。常规消毒后，肾俞、膀胱俞均选用 1.5 寸毫针直刺 1.2 寸左右，令膀胱俞针感传至阴部为佳；针刺关元、中极、大赫前应让患者排空小便，选用 1.5 寸毫针，关元、中极直刺或针尖稍向下斜刺 1.3 寸左右，令针感传至阴部；大赫向耻骨联合方向刺入 1.2 寸，令针感传向会阴部；足三里、三阴交穴，均用 1.5 寸毫针直刺 1.2 寸左右。行平补平泻法。肾俞、关元、足三里留针时配合艾条温和灸 10 分钟，以局部发热潮红为度。每日 1 次。②内服邵氏化瘀软坚固气汤，药用 6 剂，水煎服，每日 1 剂。嘱患者忌生冷辛辣食物，慎起居，勿过劳。5 月 18 日复诊，经针药治疗后，尿频、尿细、尿滴沥症状明显改善，穴药对证，守上方针药治疗，10 次后诸症皆消。为巩固疗效，继针药治疗，隔日 1 次（1 剂）。前后治疗月余，疗效巩固。随访半年，未见复发。

🔍 医案解读

本案患者病久肾虚，肾与膀胱气化失司，久治不愈，酿生湿热，流注下焦，与败精浊瘀胶结，阻滞精溺二窍，故见排尿困难，甚则尿闭不出。证属本虚标实，故治当益气固肾，活血化瘀，清热利湿，针药并施。《素问·灵兰秘典论》曰："膀胱者，州都之官，津液藏焉，气化则能出矣"，说明膀胱为人体水液代谢之重要器官，然膀胱之开阖有赖于肾之气化，今患者小便不利，为肾与膀胱气化失司所致。故针刺首取肾俞、膀胱俞，补肾元以助气化，理膀胱以利水道；《内经》云："邪之所凑，其气必虚"，湿热蕴结下焦，使膀胱气化失职，取任脉与足三阴经之交会穴关元，培元固本，补肾阳以助膀胱气化，气化得复，则湿热随小便而出；三阴交为肝、脾、肾三经之交会穴，刺之可健脾和胃，疏泄肝胆，补益脾肾，通调二便，使气血流畅，湿热自化；中极是任脉与足三阴经的交会穴，是治疗前阴病症要穴，具有补肾气，调阴阳，理精关的作用；大赫是足少阴肾经与冲脉之交会穴，能补肾理冲，通经活络；足三里是足阳明胃经合穴、胃腑下合穴，可健脾胃，生气血，通经络，除浊邪。中药为邵氏化瘀软坚固气汤，本方重用黄芪健脾益气固肾，丹参、当归、赤芍活血化瘀，王不留行、炒穿山甲以软坚散结，化瘀通窍，茯苓、败酱草清利湿热，甘草调和诸药。针药并用，标本兼顾，共奏补肾气，利湿热，化瘀浊，助气化，通窍道，治淋浊之功。邪去正复，气化复常，则病愈不复。

【验案 2】

李某，男，28 岁，1992 年 8 月 19 日初诊。主诉：小便频数，浑浊涩痛 1 个月余。患者素体健壮，平时喜食辛辣，已婚 1 年有余，婚后房事频繁，1 个月前性生活后出现小便频数，浑浊涩痛，排尿时自觉尿道有灼热感，且膀胱下似有物塞之感，尿末常有白色黏液滴出，小腹及会阴部有坠胀感，伴低热、腰酸等，遂就诊于当地人民医院，诊断为"急性前列腺炎"，经服用西药（药名不详）和中药八正散治疗后热退，余症未见明显好转。经朋友介绍前来求治。现症见：小便频数，浑浊不利，排尿时自觉尿道灼热疼痛，尿末有白浊滴出，小腹及会阴部胀坠感，腰酸，无发热。饮食、大便无异常。舌暗红，苔厚腻，脉数。肛门指检：前列腺肥大，中间沟平，指压从尿道口排出如浆糊状脓性物。诊断为急性淋浊（湿热血瘀证）。治宜清热利湿，活血化瘀。针取肾俞、膀胱俞、次髎、关元、三阴交、阴陵泉。常规消毒后，肾俞、膀胱俞、次髎均选用 1.5 寸毫针直刺 1.2 寸左右，令膀胱俞、次髎针感传至阴部为佳；关元选用 1.5 寸毫针直刺或针尖稍向下斜刺 1.3 寸左右，令针感传至阴部；三阴交、阴陵泉均用 1.5 寸毫针直刺 1.2 寸左右。行提插捻转泻法操作。内服邵氏清热利湿化瘀汤加萆薢、石菖蒲，3 剂，水煎服。嘱患者忌生冷辛辣食物，忌酒，节房事，勿过劳。次日复诊：患者诉晨起腰酸明显减轻，排尿较前稍畅利，余症同前。穴药对证，故继针上穴，并嘱原方继服。连治 3 天后，患者小便频数、涩痛、尿道灼热感等症状均明显减轻，腰酸消失。舌质暗红，苔薄腻，脉和缓。为巩固疗效，继针，改为隔日针治 1 次；中药方改为蒲公英 15g、金银花 12g、败酱草 10g，余药量不变，每日 1 剂，水煎继服。共针 15 次，服中药 30 余剂，诸症消失，复检前列腺已正常。观察年余，未见反复。

🔍 医案解读

本案患者素体健壮，嗜食辛辣，易助阳生热，加之长期色欲过度，败精阻窍，久则酿生湿热，湿热流注下焦，郁蒸阻滞尿路，故见小便灼热涩痛不利，小腹及会阴部坠胀；湿热内蕴膀胱，气化失司，清浊不分，故见小便频数，浑浊不清；膀胱与肾相表里，肾藏精，湿热留滞于肾，扰动精室，故见腰酸，尿道口时有白浊滴出。舌黯红为瘀热之象，苔厚腻，脉数均为湿热之征。正如《素问·至真要大论》所云:"诸转反戾,水液混浊,皆属于热。"故辨证为湿热下注,瘀浊阻窍,治宜清热利湿,化瘀通窍,针药并用。针刺取肾俞、膀胱俞,补肾元以助气化,理膀胱以利水道;关元培元固本,以助膀胱气化,使湿热随小便而出;次髎调理下焦,通利水道;三阴交疏泄肝胆,通调二便;阴陵泉健脾利湿,通利小便。六穴合用,共奏祛湿热,化瘀浊,通窍道之功。中药选用邵氏清热利湿化瘀汤为主方。该患者前期曾用八正散等药治疗乏效,说明非单纯湿热下注,经详细问诊及专科检查,不仅小便涩痛,尿末有白浊滴出,且前列腺触诊时更见如浆糊状脓性物自尿道口排出,说明精窍溺道除湿热蕴结之外,必有有形败精浊瘀阻滞,故单服清湿热通腑道之八正散无效,法宜"通淋化瘀"并举,以邵氏清热利湿化瘀汤加味治之。方中重用蒲公英、金银花,合连翘、败酱草苦寒清热解毒以通淋;滑石、茯苓、车前子、莲须淡渗通利小便以祛湿;当归、赤芍、丹参活血化瘀;炒穿山甲、王不留行散结消肿;萆薢、石菖蒲分清化浊,祛湿通窍;甘草调和诸药。全方清热利湿,活血化瘀,相得益彰。

诊后絮语

历代医家多将淋和浊分别论治,但邵经明教授据其多年治疗前列腺炎的实践观察,发现该病不论临床表现还是病因病机,均同时具备淋证和尿浊两证的特点,即"淋中夹浊,浊中兼淋",鉴于二者难以截然分开,故临证提出西医学之前列腺炎即中医之"淋浊",肾虚湿热下注,败精浊瘀阻窍,肾与膀胱气化失司,是淋浊发病的主要病机。对本病的治疗，邵老常采取针药并用的方法，急性淋浊多邪实，治疗当清热利湿为主，佐以化瘀通窍；慢性淋浊多虚实夹杂，治疗当益气固肾与化瘀通窍并重，分别选用邵氏清热利湿化瘀汤和邵氏化瘀软坚固气汤。邵老强调无论是急性还是慢性淋浊，抓住"败精浊瘀阻窍"的病机，将"化瘀通窍"贯穿始终，此为治愈本病的关键。

治疗本病，还需注意苦寒类药物不可长期大量运用，治疗期间要节制房事，忌食酸辣生冷，保持心情舒畅，避免过度劳累。

二、针药并用治疗肠粘连

肠粘连是西医学病名，其病因除先天因素外，多由损伤和炎症所致，是腹部创伤和腹腔术后最常见的并发症。是肠管与肠管之间、肠管与腹膜或腹腔内脏之间发生的不正常粘附，可有膜状粘连和索带状粘连，致使肠腔较原来变窄或者影响肠管的蠕动和扩张功能，使肠内容物不能顺利通过肠道。患者的临床表现与粘连的程度和粘连部位有关。轻者可无任何不适，或在进食后偶有轻微腹痛、腹胀等症状；重者可常伴有纳差、嗳气、排气不畅、便秘；甚或导致肠梗阻，引起腹部绞痛、呕吐、便闭等症。

中医学虽无肠粘连相应的病名，根据其临床表现可归于"腹痛""痞满""便秘""关格"等范畴。对其形成原因早在《内经》就有记载，如《灵枢·百病始生》曰："肠胃之络伤，则血溢于肠外，肠外有寒，汁沫与血相抟，则并合凝聚不得散而积成矣"，《素问·举痛论》曰："寒气客于小肠膜原之间，络血之中，血泣不得注于大经，血气稽留不得行，故宿昔而成积矣"。中医学认为，胃以降为和，腑以通为顺。若肠腑受损，或感受外邪，使腑气不通，气血瘀滞，传导失司，均可导致肠道闭结而产生痛、吐、胀、闭等症状。涉及的脏腑主要有肝、胆、脾、胃、大肠、小肠等。

（一）中药辨证施治

邵经明教授根据病情轻重、证候特点及多年诊疗经验，将本病分为轻、重、急重三型进行中药辨治。

1. 轻型

在腹部施行手术或受到创伤后不久发生。患者体质较健，舌脉均无明显变化，仅感腹中不适，隐隐刺痛，腹部轻度胀满，在空腹时可以触及刀口周围硬结，伴压痛，余无异常。此乃创伤尚未恢复，局部肿胀尚未消散，瘀血残留所致。

【治则】化瘀散结，消肿止痛。

【处方】自拟加味归芍甘草汤。当归 15g，白芍 30g，甘草 9g，乳香 9g，没药 9g，香附 12g，冬瓜子 9g，青皮 15g，金银花 15g，连翘 9g，蒲公英 15g，丹皮 9g。本方以当归、白芍养血和肝，金银花、连翘、蒲公英清热消肿为主，香附、青皮理气止痛，乳香、没药、丹皮化瘀止痛，冬瓜子既能消散肠部痈肿，又有保护肠膜的作用。

2. 重型

病程较久，粘连面积较大，刀口周围硬块压痛比较明显，腹痛、腹胀、肠鸣较重，甚则胃满气逆，恶心呕吐，食欲不振，大便秘结。此乃久病脾虚，运化失常，宿食内停，气滞中焦，使气机升降失常所致。

【治则】和中降逆，养血敛肝。

【处方】自拟加味归芍甘赭汤加减。当归 15g，白芍 30g，乳香 9g，没药 9g，冬瓜子 9g，生赭石 30g，炒苏子 6g，莱菔子 6g，炒枳壳 9g，陈皮 9g，桃仁 9g。因病程较久，局部肿势已消，故在轻型用药基础上减去金银花、连翘、蒲公英等，且病久阴血被耗，大便秘结，则胃满气逆，恶心呕吐，加入生赭石、苏子、莱菔子等，既可镇逆润肠，又可宽中消积，对肠粘连较重者，本方颇为适宜。

3．急重型

病程日久，阴液被耗，大肠失其濡润和传导能力，因而形成大便闭结，腹胀坚实，三五日或七八日大便 1 次，粪便如羊矢，甚至不服泻下药或灌肠，大便就难以排出，终日腹部胀硬，呈现一种半梗阻状态。此际正气亏虚，邪气盛极，病情易于急性发作转向恶化，出现腹痛剧烈，呕吐不止，饮食难入等危重证候。

【治则】养血活血，润肠通便。

【处方】加味五仁橘皮汤。火麻仁 30g，郁李仁 15g，杏仁 9g，桃仁 9g，瓜蒌仁 12g，陈皮 9g，莱菔子 9g，炒枳实 9g，大黄 9g，厚朴 9g，当归 12g，蜂蜜 60g。本方组成以五仁橘皮汤为主，对久病肠胃津液枯竭，形成肠管狭窄，粪便如羊矢排出困难者，可起到润肠通便，舒张肠管的作用，加当归、蜂蜜，既可濡润大肠，又可滋补中焦，使大便不再燥结，如大便通畅，诸症即随之缓解。若病势急重，可加小承气汤以导滞推陈，加莱菔子消积降气，从而使燥结之粪便排出以济其急。待大便排出，诸症缓解后，可将汤剂改制蜜丸，坚持服用 1 个月，保持大便通畅，疗效始能得到巩固。

（二）针灸治疗方案和操作要求

【治则】健脾和胃，通腑行滞。

【主穴】脾俞，胃俞，大肠俞，中脘，章门，天枢，足三里。

【辨证配穴】上腹胀痛配肝俞、胆俞；少腹痛配肾俞、气海；恶心呕吐配内关；腹痛甚配阿是穴或痛点围刺。

【操作要求】患者取侧卧位和仰卧位。先侧卧针刺背俞穴，后仰卧针刺胸腹部及四肢腧穴。常规消毒后，脾俞、胃俞、肝俞、胆俞、肾俞、内关用 1 寸毫针直刺 0.5 ～ 0.8 寸；大肠俞、天枢、气海用 1.5 寸毫针直刺 1.2 寸；中脘、章门用 1 寸毫针直刺 0.5 ～ 0.8 寸；足三里用 2 寸毫针直刺 1.5 寸；阿是穴用 1.5 寸毫针直刺 1 ～ 1.2 寸或在痛点周围向中心斜刺 1 ～ 1.2 寸。留针 30 ～ 60 分钟，其间行针 2 ～ 3 次，用提插捻转运气手法。每日针治 1 次，重者可每日针治 2 次，症状改善后改为隔日 1 次。10 次为一个疗程，疗程间隔 3 天。

📄 **典型验案** ⋯⋯⋯⋯⋯⋯⋯⋯⋯⋯⋯⋯⋯⋯⋯⋯⋯⋯⋯⋯⋯⋯⋯⋯⋯⋯⋯⋯⋯⋯⋯

常某，男，27 岁，1961 年 12 月 28 日初诊。主诉：阑尾炎术后反复腹痛伴呕吐 2 年余。患者 2 年前因阑尾炎穿孔，在当地医院手术治疗，出院后腹部隐隐作痛，未予重视，后腹痛日渐加重，复经当地医院检查，诊断为肠粘连，并行肠粘连剥离手术 1 次。术后病情日益加重，有时急性发作，腹胀剧痛，呕吐，甚至呕血，昏厥。后经多次门诊及住院治疗，病情时轻时重。至 1960 年曾到多家医院就诊，均诊断为升结肠三处粘连，十二指肠球部溃疡。两年来经常服用泻下药，否则大便不易排出，呈现半梗阻状态，遂求诊于邵老。现症见：体质瘦弱，腹胀坚硬，疼痛拒按，大便秘结，粪如羊矢状，七八日一行，脉沉缓无力。治疗：针药结合。选用腧穴：脾俞、胃俞、大肠俞、中脘、天枢、章门、足三里、内关。先取侧卧位，后仰卧位，各留针 30 分钟，每日针治 1 次，并内服加味五仁橘皮汤（当归 30g，白芍 30g，火麻仁 15g，桃仁 12g，杏仁 9g，瓜蒌仁 12g，郁李仁 12g，橘皮 12g）。经上法治疗 1 个月余，前后共针治 31 次，服中药 30 剂，上述诸症逐渐减轻而痊愈。1 年后随访，病愈后未反复。

医案解读

本案患者曾经两次手术治疗，病程较长，且身体瘦弱，日久形成肠管狭窄，大便困难，呈现半梗阻状态，为阴血耗伤，肠腑失于濡养所致，因此治疗采用针药结合。针治选取脾、胃、大肠之俞募以调理脾、胃、大肠腑气；伍用胃、大肠二腑之下合穴，《内经》云："合治内腑"，二穴以增强胃肠蠕动；内关可疏利三焦，理气止呕。诸穴合用，以加强调理气机，通畅腑气，促进血行，改善肠功能之力，同时内服养血润肠之加味五仁橘皮汤，内外同施，标本同治，故而获得满意效果。

💬 **诊后絮语** ————————————————————————

肠粘连为慢性顽固性疾病，常因饮食不当而反复发作，故其治疗需要根据患者病程长短及病情轻重进行辨证施治，并须守方缓图，治病求本，才能避免复发。邵经明教授临证常采用针药结合治疗本病，多获满意疗效。针灸采用"俞募配穴通腑方"治疗，本方由脾俞、胃俞、大肠俞、中脘、章门、天枢、足三里组成。背俞穴、募穴分别为脏腑之气输注、募结于背腰和胸腹部的腧穴，取脾、胃、大肠之俞募穴，可调节脾、胃、大肠之功能，从而起到健脾和胃，理气降逆，化瘀散结，通腑止痛的作用；足三里是胃经合穴、胃腑下合穴，可促进胃肠蠕动，使腑中之气下行。肝俞、胆俞可疏肝利胆，和胃止痛；肾俞、气海能理气散结，通络止痛；内关可和胃理气，降逆止呕；阿是穴或痛点围刺以通络散结，祛瘀止痛。

对本病的中药分型施治，是邵老根据患者病程的久暂和各个阶段的临床表现，结合其临床实践而提出的。第一阶段病程短，病势轻，腹痛隐隐如刺，痛处固定不移并有压痛，此为局部瘀血凝聚未散所致，治以消肿化瘀止痛为主，同时应注意避免辛温燥热之剂，以免肿痛加重。第二阶段病程较久，局部瘀血已散，在肠粘连未消除时，如饮食停滞，宿积不化，以致气滞中焦，使气机升而不降，故呈阵发性疼痛而气上逆，治以和中降逆为主，切忌克伐破气之品，以免正气再伤。第三阶段因病久阴血亏耗，肠间干燥，大便滞留不下，形成粪便燥结，诸症随起，治以养血润肠通便为主，禁用峻剂猛攻以免再损耗其津液。此外，治疗时需密切观察患者腹部和全身情况，一般不主张再次手术，以免加重粘连。治疗期间要严格控制饮食，即使症状完全消失后，也应以少食多餐为原则，避免饮食过量，暴饮暴食，禁食黏性过大且不易消化的食物（如年糕、汤圆等），否则易于诱发或加重病情。如出现肠管套叠、闭袢、绞窄等变化，应及时转诊专科手术治疗。本病是一种慢性顽固性疾病，病情易于反复，倘若失治或调摄不善，久则易致病情加重，表现为急性腹痛，腹部坚硬胀满，肠鸣辘辘，胃满气逆，恶心呕吐，食不能入，大便闭结等一系列危重病候，因此症状缓解后仍需坚持治疗，以巩固疗效，预防复发。

三、针药并用治疗特发性血小板减少性紫癜

特发性血小板减少性紫癜是血液病中常见的一种出血性疾病，以皮下、黏膜和内脏出血为主要特征。现已证实本病与免疫有关，又称为自身免疫性血小板减少性紫癜。中医学虽无特发性血小板减少性紫癜这一病名，但本病归属中医学"血证"中"紫斑""肌衄""葡萄疫"等范畴，散见于历代医学文献中。如《诸病源候论·小儿杂病诸候·患斑毒病候》中记载："斑毒之病……发于肌肉……赤斑起，周匝遍体"，《医学入门》卷五也说："内伤发斑，轻如蚊迹疹子者，多在手足，初起无头疼身热……"从这些记载中，可见本病既有病因温毒和内伤的不同，又有病情轻重之异。明代陈功实《外科正宗·葡萄疫》形象地描述了紫斑的

形态、起因、伴见牙龈出血等内容："葡萄疫，其患多生小儿，感受四时不正之气，郁于皮肤不散，结成大小青紫斑点，色若葡萄，发在遍体头面……"《医宗金鉴·杂病心法要诀·失血总括》论及"皮肤出血，日肌衄"，明确指出了本病的出血部位。《医宗金鉴·外科心法·葡萄疫》从临床实际出发，进一步充实了葡萄疫的发病年龄及紫斑的好发部位，指出"近见中年人下虚者，亦患此症"，并说"发于遍身，惟腿胫居多"。从这些文献记载中，表明前人对本病已有了初步认识，而且对临床症状有着较详细的记载。对后世临床提供了宝贵经验。

本病的发生可因禀赋不足、感受时邪、情志所伤、饮食劳倦及久病体虚所致。辨证多为本虚标实，虚实并见。本虚多责之脾、肾，标实多责之血热、血瘀。日久病必由实转虚。

（一）中药辨证施治

1．温毒内蕴，迫血妄行

感受时邪，温毒内蕴于营分，热邪迫血妄行，溢于脉外，皮肤之间出现大小不一、分布不均的瘀点或融合成片状的瘀斑，或有鼻衄和牙龈出血，指纹色紫，舌红或色绛，苔少，脉象细数。此乃血热妄行所致，多见于儿童或青年。

【治则】清热解毒，凉血止血。

【处方】犀角地黄汤[犀角（现用水牛角代）、生地、丹皮、赤芍]加金银花、连翘、旱莲草、白茅根。

2．肝郁化热，血虚失藏

肝主藏血，有贮存血液和调节血量的功能。如肝郁化热或肝血不足，就会失其藏血和调节血量的能力，致使血不循经，溢出脉络，渗出于皮下发生紫癜。肢体出现大小不等之瘀点或瘀斑，以下肢为多。若血上溢则见鼻衄、牙龈出血；下溢则便血或月经过多。肝郁多伴有口苦胁痛，性急易怒，头晕，寐少多梦，经期乳房胀痛，脉弦数。此乃肝郁失其疏泄所致，以青中年妇女为多见。

【治则】疏肝解郁，健脾养血。

【处方】丹栀逍遥散（柴胡、白芍、丹皮、炒栀子、白术、茯苓、当归、薄荷、炙甘草）加生地、侧柏炭、茜草、藕节。

3．心脾劳损，气不摄血

心主血脉有推动血液运行以养全身的功能；脾主统血，又主运化，具有统摄血液维护血液正常循行的功能。如果思虑过度，劳损心脾，则易导致气血两亏，可使心脾失其主血和统摄血液的能力，以致血液不能循行常道，溢出脉络之外，渗于皮肤之间发生紫癜。下肢和下腹部反复出现大小不匀之瘀斑，小如拇指，大如蛋卵，少数偶有小如米粒之瘀点，易兼月经量多或便血，多伴有心悸，健忘，倦怠懒言，纳减，失眠，面黄，舌淡无华，脉弱无力。此乃心脾气血俱亏所致，多见于中年以上妇女。

【治则】健脾养心，补益气血。

【处方】归脾汤（黄芪、党参、白术、茯苓、当归、远志、

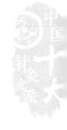

炒枣仁、木香、龙眼肉、甘草）加龙骨、牡蛎、熟地、阿胶。

4. 肾阴不足，虚火上炎

肾为先天之本，主骨藏精，且主水而寓火，所以肾有肾阴和肾阳之分。若肾阴不足，则虚火必盛，上炎时易于发生鼻衄和牙龈出血，肢体往往出现瘀点、瘀斑，时起时消，反复不已，多伴头晕耳鸣，记忆力减退，腰膝酸软，或午后潮热，手足心发热，面部潮红，咽干盗汗，舌红苔少或无苔，脉象细数。此乃肾阴不足所致，多见于男性青壮年。

【治则】滋阴补肾，凉血止血。

【处方】六味地黄汤（熟地、山药、萸肉、丹皮、茯苓、泽泻）加川牛膝、麦冬、旱莲草、仙鹤草、小蓟、白茅根、藕节。

（二）针灸治疗方案和操作要求

【治则】健脾和中，调益气血。

【主穴】足三里，血海，三阴交，曲池，合谷。

【辨证配穴】热毒内盛配曲泽、委中点刺出血；肾阴不足配肾俞、涌泉；心脾气虚配膈俞、脾俞、神门；肝郁化热配肝俞、太冲。

【操作要求】患者取仰卧位或侧卧位。足三里、三阴交、曲池、血海用1.5寸毫针直刺1.3寸；膈俞、脾俞、肾俞、肝俞、合谷、太冲、涌泉用1寸毫针直刺0.5～0.8寸；神门用1寸毫针直刺0.3～0.5寸。留针30分钟，其间行针2～3次，用平补平泻手法。曲泽、委中用三棱针点刺出血6～10滴。每日针 1 次，症状改善后改为隔日 1 次。

典型验案

【验案 1】

李某，女，6 岁，1991 年 11 月 16 日初诊。代诉：发现下肢瘀点 1 个月。患儿于 1 个月前下肢出现如针尖大之瘀点，相继蔓延全身。经某县医院检查血小板计数 50×10^9/L，诊断为血小板减少性紫癜。住院 40 天，并少量输血 3 次，无明显疗效，出院后复经省医院检查，同意原来诊断。家长要求中医治疗，遂来就诊。现症见：患儿瘀点分布全身，手足心发热，舌绛无苔，体温正常。此乃热邪内蕴于血分，治宜清热解毒，凉血消斑。针刺足三里、血海、三阴交、曲池、合谷，留针 30 分钟，每隔 10 分钟行针一次，针用泻法，配点刺曲泽、委中出血。配合内服中药，处方：生地 9g，丹皮 6g，赤芍 6g，金银花 9g，连翘 9g，旱莲草 9g，阿胶 6g，白茅根 14g，犀角 1.5g（另研为细末冲服，现用水牛角代犀角，用量酌增）。针药结合治疗 3 日后，全身瘀点消退。遵上法继针药 3 日，血小板计数升至 130×10^9/L。为巩固疗效，又连针 10 次，服中药 12 剂，1992 年 7 月随访，瘀斑未复发。

医案解读

本案患者为儿童，小儿乃稚阴稚阳之体，脏气清灵，生机旺盛，感邪之后易从阳化热，热毒留恋不解，日久深入营血，壅遏脉络，络破血溢发为紫癜；毒热内盛，耗伤阴血，故见五心烦热，舌绛无苔，为温毒内蕴，迫血妄行之证，治宜清热解毒，凉血止血。针灸治疗取血海、曲池、合谷、足三里、三阴交为主穴，以活血通络，兼补气血，扶正以祛邪，配以曲泽、委中刺络放血以泻热排毒，祛瘀生新。诸穴合用，以泻血分之热，通经络之滞。同时配合犀角地黄汤加金银花、连翘、旱莲草、白茅根、阿胶煎汤内服，以清热解毒，凉血止血。针药并用，内外同治，共奏清热解毒，凉血消斑之功。

【验案2】

孙某，女，46岁，1990年10月9日初诊。主诉：间断出现小腹和下肢瘀斑2年。患者近2年来小腹和下肢经常出现如掌大之瘀斑，伴月经量多，经期延长，经某医院检查血小板计数 70×10^9/L，诊断为血小板减少性紫癜。经多方治疗无明显效果，故来就诊。症见：下肢有数处如鸡蛋大之瘀斑，心悸，头晕，失眠多梦，腰酸无力，舌质淡，苔薄白，脉缓弱无力。证属心脾亏损，气不摄血，治宜健脾，补气，宁心。取穴：足三里、血海、三阴交、曲池、合谷，配膈俞、脾俞、神门。留针30分钟，每隔10分钟行针一次，针用补法，每日针刺1次。配合内服中药，处方：黄芪24g，党参24g，茯苓9g，白术12g，远志9g，炒枣仁12g，当归12g，木香3g，桂圆肉15g，牡蛎15g，龙骨9g，阿胶9g，熟地15g，水煎服，日服2次。针药并用治疗13日，瘀斑消失，经期、经量均恢复正常。为巩固疗效，嘱患者长服归脾丸，每次1丸，日服3次。1991年6月随访，紫癜未再出现。

医案解读 ⋯⋯⋯⋯⋯⋯⋯⋯⋯⋯⋯⋯⋯⋯⋯⋯⋯⋯⋯⋯⋯⋯⋯⋯⋯⋯

本案患者为中年女性，经血量多时长，长此以往，气随血脱，脾气虚不能统摄血液，血从外溢，故见小腹及下肢皮肤瘀斑反复发作。脾为后天之本，气血生化之源，心主血脉而舍神，肝藏血而舍魂，气血亏虚，心肝二脏失养，故见心悸，失眠，多梦，头晕；舌质淡，脉缓弱无力，亦为气血不足之象。辨证为心脾两虚，气不摄血，治当健脾养心，补气摄血。针灸治疗取足三里、三阴交、血海、曲池、合谷为主穴，配膈俞、脾俞、神门，共奏健脾补气，养血和血，宁心安神之功。因病久心脾气血两亏，恐针力不及，故配合归脾汤内服以补益心脾，并加入龙骨、牡蛎、阿胶、熟地增强养血止血之力。针药并用，标本同治，补虚之力倍增，故服之收效迅速，继用归脾丸善后，疗效得以巩固。

诊后絮语 ⋯⋯⋯⋯⋯⋯⋯⋯⋯⋯⋯⋯⋯⋯⋯⋯⋯⋯⋯⋯⋯⋯⋯⋯⋯⋯⋯

特发性血小板减少性紫癜是一种以皮肤和黏膜出血为主症的病症，出血部位开始多见于下肢，出现如米粒大小之瘀点，相继遍及全身，甚至融成片状（瘀斑），其色大都开始鲜红，继而青紫，然后变黄消失。瘀斑的缓解与发生，往往交替出现，新旧同时并见。

本病虽然是以血小板减少和出血为主，但由于病程的长短、病情的轻重和患者体质的强弱不同，病机有阴虚火旺、气血两亏、肝郁化热和温毒入营等不同，故在治疗方法和具体用药上有很大差别。因此，对本病的辨证施治，分别采用清热解毒、滋阴

补肾、补益气血、和肝健脾等治法。但这些治法在临床上的运用，并不是一成不变的，而是根据病情的不同灵活应用。有的以一法为主，有的两法互用，或多法并存。治疗本病，对于克伐伤正之汗、吐、下三法，均应注意禁忌，如果确需使用时，只可以小剂量恰中病情为宜。在具体用药上，要"重用甘寒，少用苦寒"，因苦燥伤阴，寒凉伤阳，均不利于本病。所以在辨证施治时，以竹叶石膏化斑汤、犀角地黄汤、六味地黄汤、丹栀逍遥散、胶艾四物汤和归脾汤等处方为主，根据所出现的不同症状，进行加减化裁选用。特别是遇到严重出血者，应遵循"急则治标"或"标本兼治"的原则，视出血的病因，选用有针对性的止血药物，才能获得较好效果。

判断病情的轻重，不论瘀点的大小和病程的长短，凡脉象缓和，不疾不徐，体温不高，睡眠和饮食正常者为轻；如脉象大数，身热烦躁，失眠和饮食减少者，病情易于发展；若贫血较重，脉象沉细欲绝，肢冷汗出者病重。此外，凡伴鼻衄或牙龈出血或其他部位出血，则易导致严重贫血，治疗时需加以注意。并应根据具体病情，考虑综合治疗。